监管场所
结核病防治技术指南

中国防痨协会
中国疾病预防控制中心结核病预防控制中心 | 编著

人民卫生出版社
·北京·

图书在版编目（CIP）数据

监管场所结核病防治技术指南／中国防痨协会，中国疾病预防控制中心结核病预防控制中心编著 . —北京：人民卫生出版社，2021.8（2022.2重印）

ISBN 978-7-117-31912-6

Ⅰ. ①监… Ⅱ. ①中… ②中… Ⅲ. ①结核病 - 防治 - 指南 Ⅳ. ①R52-62

中国版本图书馆 CIP 数据核字（2021）第 161014 号

| 人卫智网 | www.ipmph.com | 医学教育、学术、考试、健康，购书智慧智能综合服务平台 |
| 人卫官网 | www.pmph.com | 人卫官方资讯发布平台 |

监管场所结核病防治技术指南

Jianguan Changsuo Jiehebing Fangzhi Jishu Zhinan

编　　著：中国防痨协会
　　　　　中国疾病预防控制中心结核病预防控制中心
出版发行：人民卫生出版社（中继线 010-59780011）
地　　址：北京市朝阳区潘家园南里 19 号
邮　　编：100021
E - mail：pmph @ pmph.com
购书热线：010-59787592　010-59787584　010-65264830
印　　刷：北京虎彩文化传播有限公司
经　　销：新华书店
开　　本：889×1194　1/32　印张：6.5
字　　数：114 千字
版　　次：2021 年 8 月第 1 版
印　　次：2022 年 2 月第 3 次印刷
标准书号：ISBN 978-7-117-31912-6
定　　价：35.00 元
打击盗版举报电话：010-59787491　E-mail：WQ @ pmph.com
质量问题联系电话：010-59787234　E-mail：zhiliang @ pmph.com

《监管场所结核病防治技术指南》
编写委员会

主　审

　　刘剑君（中国疾病预防控制中心）

主　编

　　成诗明（中国防痨协会）

　　周　林（中国疾病预防控制中心结核病预防
　　　　　控制中心）

编　委（按姓氏汉语拼音排序）

白丽琼（湖南省结核病防治所　湖南省胸科医院）

曹玮栋（湖南省公安厅监管总队）

成　君（中国疾病预防控制中心结核病预防控制中心）

成诗明（中国防痨协会）

初乃惠（首都医科大学附属北京胸科医院）

樊海英（中国防痨协会）

何金戈（四川省疾病预防控制中心）

何长林（黑龙江省新康监狱　黑龙江省监狱管理局
　　　　中心医院）

3

李　强（司法部监狱管理局）

刘二勇（中国疾病预防控制中心结核病预防控制中心）

刘海涛（国家卫生健康委疾病预防控制局）

刘剑君（中国疾病预防控制中心）

刘新超（司法部戒毒管理局）

陆　伟（江苏省疾病预防控制中心）

马　艳（中国中医科学院中医临床基础医学研究所）

沈　鑫（上海市疾病预防控制中心）

谭卫国（深圳市慢性病防治中心）

谭云洪（湖南省结核病防治所　湖南省胸科医院）

屠德华（北京结核病控制研究所）

万康林（中国疾病预防控制中心传染病所）

王　倪（中国疾病预防控制中心结核病预防控制中心）

王　威（广东省佛山市第四医院）

王晓萌（浙江省疾病预防控制中心）

闫兴录（黑龙江省疾病预防控制中心）

杨　冰（北京市公安局监所管理总队）

叶一农（广东省佛山市第四医院）

于艳玲（黑龙江省疾病预防控制中心）

余卫业（深圳市慢性病防治中心）

张天华（陕西省结核病防治研究所）

赵　辉（湖南省星城监狱）

赵雁林（中国疾病预防控制中心结核病预防控制中心）

钟　球（中国防痨协会）

周　杰（广东省佛山市中医院）
周　林（中国疾病预防控制中心结核病预防控制中心）

秘　书

杜芳芳（中国防痨协会）

前　言

　　结核病（tuberculosis）是由结核分枝杆菌感染引起的慢性呼吸道传染病，几千年来一直威胁着人类的健康和生命安全，是全球重大的公共卫生问题。目前，估算全球有17亿人受到结核分枝杆菌的感染，每年新发结核病数近1 000万人，死亡人数约150万人。我国是全球30个结核病高负担国家之一，每年新发结核病数80余万人，因结核病死亡人数近3万人。结核病主要通过呼吸道传播，肺结核患者通过咳嗽、咳痰、打喷嚏等将带有细菌的"微滴核"排到空气中，健康人受到结核分枝杆菌感染后，有5%~10%的人将会发展为结核病。

　　历年来，我国政府高度重视结核病防治工作，将结核病列为《中华人民共和国传染病防治法》乙类传染病管理，下发了国家结核病防治规划，制定了一系列结核病防治策略和措施，全国结核病发病率从1990年的150/10万下降到了2019年的58/10万。然而，要实现世界卫生组织提出的全球终止结核病目标，即到2035年结核病发病率下降到10/10万以下，还面临很大的挑战。

　　监管场所是人员密集的场所，结核病感染和传播的风险较高。被监管人员是结核病防控的重点人群之一。相关研究表明被监管人员活动性肺结核患病率是全国平均患病率的 3 倍以上。多年来,相关管理部门与卫生行政部门、结核病防治机构共同开展了监管场所结核病筛查和治疗管理工作,探索了监管场所结核病疫情报告和患者治疗管理模式,治愈了大量肺结核患者,实现了规范管理和治疗,完善了相关制度规范,积累了监管场所结核病防治工作经验。

为了加速全国结核病防治行动,减少结核病在监管场所内外的传播,根据《中华人民共和国传染病防治法》和国家结核病防治规划的要求,结合监管场所结核病防治的特点,国家卫生健康委疾病预防控制局、公安部监所管理局、司法部监狱管理局、司法部戒毒管理局、中国疾病预防控制中心和中国防痨协会等部门的领导和专家,基于监管场所结核病防治工作经验,针对监管场所结核病防控形势,经反复调研、讨论,共同编写了《监管场所结核病防治技术指南》。

本《指南》重点介绍了全球和我国结核病疫情情况以及监管场所结核病流行特点、结核病防治策略发展与对策,提出了监管场所结核病防治相关机构的职责和任务,介绍了监管场所结核病防治工作的主要技术内容,如结核病患者的筛查、检查方法、诊断、规范性治疗和管理、疫情报告、健康教育及结核感染预防与控制等内容。将对我国监管场所结核病防治工作起到有力的指导作用，并具有较强的权威性和专业性。

本《指南》用于全国监管场所开展结核病防治工作的培训教材，作为监管场所的结核病防治工作的依据，也用于各级结核病防治机构、结核病定点医疗机构开展监管场所结核病防治工作的技术指导、人员培训参考书。

本《指南》首次出版，由于时间有限，编写过程中可能存在不足，有待在实践中进一步完善。

编　者
2021 年 1 月

目 录

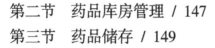

第一章 概　述

　　结核病（tuberculosis，TB）是由结核分枝杆菌（mycobacterium tuberculosis，简称"结核杆菌"或"结核菌"）感染引起的慢性传染病，是单一传染病中的头号杀手，是全球重大的公共卫生问题。2015 年世界卫生组织（WHO）提出了全球终止结核病目标，即到 2035 年全球结核病发病率降到 10/10 万以下。为此，了解全球结核病流行现状、结核病传播特点以及结核病防控策略和对策，对实现终止结核病目标具有十分重要的作用。

第一节　全球结核病疫情特征

一、全球结核病疫情现况

　　据 WHO 年报估算，全球约有 1/3 的人感染了结核分枝杆菌，估算全球结核菌感染人数达到 17 亿人，每年新发结核病病例 1 000 万左右，全球结核病发病率平均为 130/10 万。2019 年印度、中国、印度尼西亚、菲律宾、巴基斯坦、尼日利亚、孟加拉国和南非这 8 个国家的新发病例总数占到全球新发病例总数的 66.2%，其中前三位的印度为 26.0%、印度尼西亚为 8.5%、中国为 8.4%。2019 年全球估算 HIV 阴性结核病死亡人数为 120 万。

结核病是艾滋病的主要死因之一，估算 2019 年全球结核分枝杆菌／艾滋病病毒双重感染（TB/HIV）人数为 81.5 万人，HIV 阳性患者因结核病死亡约 20.8 万人。耐多药结核病（MDR-TB）是全球面临的最大的结核病防治问题。2019 年全球新增 46.5 万利福平耐药结核病病例（其中 78% 为耐多药结核病）。印度、中国和俄罗斯联邦是全球耐药结核病负担最大的 3 个国家，利福平耐药患者数分别占全球耐药患者总数的 27%、14% 和 8%，2019 年耐药结核病患者死亡人数达到 18.2 万人。

二、我国结核病疫情特征

我国是全球 30 个结核病高负担国家之一。据 WHO 估算 2019 年的肺结核发病数为 83.3 万，发病率为 58/10 万，估算新发耐利福平患者 6.5 万，估算 HIV 阴性结核病死亡人数 3.1 万，结核病死亡率为 2.2/10 万。

我国传染病网络报告系统结果显示，我国肺结核发病率各省差异悬殊，西部地区高于东部和中部地区，农村高于城市；65岁以上老年肺结核发病率达131/10万，老年肺结核发病数占全人群发病数的25%。

三、监管场所结核病疫情特点

监管场所（包括监狱、看守所、拘留所、强制隔离戒毒所）被监管人员是结核病控制的重点人群之一。因环境特殊、人口集中、密度大、接触密切，一旦发生结核病，容易在场所内传播，甚至发生聚集性疫情。有文献报道，监管场所结核病患病率是普通人群患病率的3倍以上。被监管人群结核病如果没有及时发现和治疗管理，易造成监管场所内外感染和传播。

第二节 结核病的传播与危害

结核病的传播主要是肺结核患者通过咳嗽、咳痰、打喷嚏，将含菌飞沫（又称"微滴核"）经呼吸道排出，传播给健康人。结核病不仅会危害患者个体、密切接触者和公众的健康，还会对社会经济发展造成影响。

一、结核病的传播

传统的结核病传播主要包括三要素，即传染源、传播途径和易感人群。

（一）传染源

结核病的传染源是排菌的肺结核患者。传染性肺结核患者在咳嗽、咳痰、打喷嚏或大声说话时，肺部病灶中的结核分枝杆菌可随呼吸道分泌物排出到空气中，健康人吸入后发生结核菌感染或者发展成结核病患者。

传染源传播风险主要包括以下几个方面。

1. 肺部病变性质和排菌量　肺结核患者的排菌量取决于患者病情的严重程度、肺内病变的性质（渗出、干酪、空洞）等。病变范围越广、或有明显的干酪样空洞并与气管支气管相通，其排菌量越大。

2. 咳嗽的剧烈程度　咳嗽是肺结核患者产生飞沫（又称"微滴核"）的主要方式。咳嗽的次数越多，对周围人群的威胁越大。

3. 飞沫的大小　患者咳嗽、咳痰时排出的微滴核受咳嗽时的冲击力、痰量及痰黏稠度不同而大小各异。直径为 1~5μm 的微滴核可较长时间悬浮于空气中，健康人接触后容易受到感染。

4. 密切接触的程度　健康人群是否受到结核菌感染，与传染性肺结核患者接触的程度有关。接触越密切、接触时间越长,受感染危险越大。

5. 环境因素　居住环境差、人员密集、通风不佳等,均易造成结核菌感染和结核病的传播。

(二)传播途径

呼吸道传播是肺结核最主要的传染途径;其次是直接饮用未消毒的患结核病的奶牛产的牛乳,可能引起肠道感染;另外,皮肤伤口的直接接触也可导致结核菌感染。

(三)易感人群

所有人群均可感染结核分枝杆菌。感染结核分枝杆菌后一生发生结核病的概率为 5%~10%。免疫功能低下的人群感染结核分枝杆菌后,结核病发病概率增加。HIV 感染者,感染结核分枝杆菌后结核病年发病率达到 10%。

二、结核病的危害

人体除了头发、牙齿和指甲外,身体其他部位均可因感染结核分枝杆菌而发病。如侵害肺脏,发生肺结核;侵害脑膜,发生结核性脑膜炎;侵害骨骼,发生骨结核等。肺结核占全部结核的 85% 以上。结核病如果没有早期发现、规范治疗,可引起身体局部的组织器官损伤,功能降低。肺结核可导致肺组织破坏,引起肺功能受损,导致肺心病、劳动力丧失,最终引起死亡。

MDR-TB 与普通肺结核相比,对个人、家庭和社会造成的危害更大。MDR-TB 传染期长,增加了对人群传播的威胁。MDR-TB 的治疗时间长、诊疗费用高、不良反应大、治疗成功率低、死亡率高。MDR-TB 给家庭和社会带来沉重的经济负担,给人类健康和生命带来重大危害。

第三节 结核病防治策略与对策

自 20 世纪 90 年代以来,由于全球结核病疫情严重,下降缓慢,WHO 提出"全球结核病紧急状态",在全球推荐实施现代结核病控制策略,并在各个阶段不断发展结核病控制策略。我国自 1992 年开始实行现代结核病控制策略,并制定了一系列的防治对策,以加速我国结核病疫情的控制。

一、全球结核病控制策略的发展

(一)现代结核病控制策略

1992 年 WHO 提出现代结核病控制策略(简称"DOTS 策略"),DOTS 策略的实施,使全球涂阳肺结核发现率和治愈率大幅度提高。该策略的核心指标是以县为单位 DOTS 策略的覆盖率达到 100%,涂阳肺结核发现率达到 70%,治愈率达到 85%。该策略包括如下 5 个组成部分。

1. 政府对国家结核病防治规划的政治承诺 各级政府将结核病列为重点控制的疾病之一, 制定结核病防治规划, 建立健全结核病防治网络, 落实结核病防治规划所需人力、物力和财力。

2. 以痰涂片显微镜检查作为传染性肺结核患者发现的主要手段 发现和治疗结核病是控制结核病传染源最有效的办法。痰涂片镜检是发现结核病传染源的最简单、快速的主要手段。保证痰涂片镜检的质量, 能早期发现结核病传染源。

3. 为结核病患者提供直接面视下标准短程化疗 治愈传染性肺结核患者是最好的预防措施, 对确诊的传染性肺结核患者应实施医务人员直接面视下督导治疗, 使用标准的短程化疗方案。

4. 不间断地供应有质量保证的抗结核药物 对抗结核药品应进行有效的管理, 包括采购、供应和使用的全过程, 保证抗结核病药品的高质量和不间断供应。

5. 建立结核病控制规划的监测系统 对肺结核患者登记报告, 确保患者发现、治疗管理和治疗转归等相关数据的及时、准确报告和分析。

(二)遏制结核病策略

全球许多国家和地区在结核防治工作中仍面临许多问题, 如结核分枝杆菌与艾滋病病毒双重感染(TB/HIV)、MDR-TB 防治, 卫生系统在政策、人力资源、筹资、管理、提供服务和信息管理等方面薄弱，卫生服务提供者的参与不足，结核病新诊断方法、药物和疫苗的研究投资不足等，制约了对全球结核病疫情的遏制。为此，WHO 提出了遏制结核病策略（简称"Stop-TB 策略"）。

遏制结核病策略（2006—2015 年）提出了结核病控制目标，到 2015 年结核病发病率和死亡率与 1990 年比分别下降 50%。该策略的 6 个成分如下。

1. 继续扩展 DOTS 策略和强化 DOTS 质量　加强政府承诺，保证充足和持续的资金投入，采用有质量保证的细菌学方法，开展督导下的标准化治疗，并保证治疗的依从性，保证有效的药物供应和管理，对实施过程和效果进行监测和评价。

2. 强化 TB/HIV、MDR-TB 和其他脆弱人群结核病防治　扩展 TB/HIV 联合行动，扩展 MDR-TB 预防和管理，解决结核病密切接触者、贫困和脆弱人群结核病防治的需求。

3. 以初级卫生保健为基础，为卫生系统加强作出贡献　帮助改善卫生政策、人力资源发展、经费、后勤供应、服务提供和信息系统，加强卫生服务机构、人员集聚场所和家庭住宅感染控制，加强实验室网络建设，将结核病关怀与呼吸系统保健相结合，吸纳其他领域的成功经验和方法，促进社会卫生活动开展。

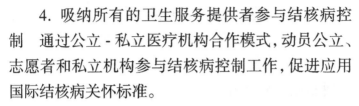

4. 吸纳所有的卫生服务提供者参与结核病控制　通过公立-私立医疗机构合作模式,动员公立、志愿者和私立机构参与结核病控制工作,促进应用国际结核病关怀标准。

5. 动员患者和社区的力量　倡导、交流和社会动员;促进社区参与结核病关怀、预防和健康促进,促进使用患者关怀宪章。

6. 促进和开展科学研究　开展为结核病防治规划服务的应用性研究,倡导和参与研发新型诊断方法、药物和疫苗。

(三)终止结核病策略

2014年5月世界卫生大会通过了"2015年后结核病预防、治疗和控制全球战略和目标",提出至2035年将终止全球结核病的流行,使结核病死亡率比2015年降低95%,发病率降低90%(每10万人口中结核病例少于10例),并消除因结核病导致家庭的灾难性支出。终止结核病策略(2016—2035年)提出的"四大原则"和"三大支柱"的要点如下。

1. 四大原则　①政府负责管理和问责,同时进行监测和评价;②与民间社会组织和社区建立强大的联盟;③保护和促进人权、伦理和公平;④全球协力,在国家层面调整应用战略和目标。

2. 三大支柱

(1)以患者为中心的综合治疗和预防:早期诊断结核病包括开展药物敏感试验、系统筛查接触者和高危人群；对包括耐药结核病在内的所有结核病患者进行治疗，同时提供患者支持；开展 TB/HIV 联合活动，并管理并发症；为高危人群提供预防性治疗；接种抗结核病疫苗。

（2）强有力的政策和支持性系统：具有充分资源用于结核病治疗和预防的政治承诺；社区、民间社会组织以及公立和私立卫生保健提供者的参与；实现全民健康覆盖；社会保护、缓解贫穷以及针对结核病其他决定因素的行动。

（3）强化研究和创新：开发、研制和迅速利用新的工具、干预措施和战略；开展研究以优化实施和影响，并促进创新。

二、我国结核病防治策略

我国自 1992 年实施现代结核病控制策略后，经过了各阶段的不断持续发展。主要内容如下。

（一）加强政府承诺

各级政府制定结核病防治规划，坚持政府领导、多部门合作、全社会参与、共同做好结核病防治工作的原则，增加经费投入。

（二）不断建立健全结核病防治服务体系

开展医疗机构、结核病防治机构、结核基层医疗机构职责分工明确、协调合作工作，加强培训、提高专业素质。

（三）加强实验室能力建设

加强结核病实验室生物安全管理和感染控制，改善结核病实验室工作条件，提高各级结核病实验室病原学检测能力，提高结核病分子生物学诊断水平。

（四）积极发现肺结核患者

采取因症就诊、因症推荐、转诊和追踪等有效方法，积极发现肺结核患者，加强高危人群、重点人群结核病防治。

（五）做好肺结核患者的治疗与管理

加强结核病定点医疗机构能力建设，根据肺结核门诊诊疗规范、临床路径和结核病防治工作规范等有关技术指南要求，规范肺结核患者的诊断和治疗管理，提高治愈率，降低耐药率。

（六）健全抗结核病药品的供应和管理系统

做好抗结核药品的招标采购，确保抗结核药品的不间断供应，保证药品质量。推广使用抗结核药品固定剂量复合制剂。

（七）加强社会动员和健康促进工作

动员全社会参与我国结核病防治行动，提高全民结核病防治知识知晓率。

（八）强化监控与评价

加强结核病疫情监测和信息管理。

（九）积极开展科学研究

开展结核病实施性和基础性研究，积极研发结核病新型诊断技术、药品和疫苗,加强成果转化和新技术的应用。

三、我国结核病防治对策

(一)结核病的预防

1. 为新生儿、婴幼儿接种卡介苗。

2. 结核病发病高危人群的预防性治疗 开展结核潜伏感染高危人群和重点人群的结核病筛查,对结核潜伏感染者进行预防性治疗、管理和效果评价。

3. 加强医疗机构感染控制和个人防护。

(二)早期发现肺结核

1. 加强肺结核患者的发现 加强因症就诊结核病检查、重点人群结核病主动筛查、基层医疗卫生机构和非定点医疗机构对发现的肺结核和疑似肺结核患者的转诊和追踪。

2. 加强对肺结核患者的病原学检查 推广使用分子生物学检查,提高病原学阳性检出率,早期发现传染性肺结核患者。

3. 加强耐药结核病发现 对所有病原学阳性肺结核患者进行耐药筛查,推广耐药结核病快速检测技术,提高耐药肺结核患者发现率。

4. 及时开展肺结核患者追踪调查 对肺结核患者密切接触者、HIV 感染者进行结核病筛查。逐步将 65 岁以上老年人、糖尿病患者结核病筛查工作纳入基本公共卫生服务范围。

（三）规范结核病诊疗，提高服务水平

1. 根据国家肺结核诊断标准、门诊诊疗规范和临床路径等有关技术指南要求，对患者进行规范诊治，尤其是耐多药患者的住院治疗。

2. 推行以标准化治疗方案为主的规范性治疗措施。对于耐药肺结核患者和有并发症等患者，应科学、合理地调整治疗方案、疗程和药物剂量。

3. 在原有实用技术的基础上，推广使用人工智能诊断技术、全自动高通量细菌学检测技术和快速、准确的分子诊断技术。

4. 充分发挥疾病预防控制机构的综合协调作用，实现结核病患者转诊、追踪、治疗管理等工作的衔接。基层医疗卫生机构要按照基本公共卫生服务项目要求做好居家服药治疗肺结核患者的随访管理，推进结核病患者家庭医生签约服务制度，充分利用移动互联网等新技术开展随访管理。

（四）多措并举，加强重点人群结核病防治

1. 加强 TB/HIV 双重感染防控工作　对 HIV 感染者和患者进行结核病筛查，在艾滋病流行重点县（市），对结核病患者提供 HIV 检测。

2. 加强学校结核病防控　加强对学校结核病疫情的监测，落实新生入学结核病筛查，强化学校结核病早发现、早处置能力。

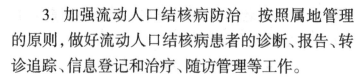

3.加强流动人口结核病防治 按照属地管理的原则,做好流动人口结核病患者的诊断、报告、转诊追踪、信息登记和治疗、随访管理等工作。

4.加强监管场所被监管人群结核病防控工作 开展入监所人员的体检结核病筛查和日常监测,早期发现肺结核患者,防止公共卫生事件的发生;落实肺结核患者治疗管理,消除患者对疾病的恐惧,提高治疗依从性;将出监所尚未治愈的肺结核患者,转诊至患者居住地的定点医疗机构或疾控机构继续完成治疗。

(五)开展患者健康管理和关怀服务

对患者开展全疗程的治疗管理和关怀服务。推行结核病患者家庭医生签约服务制度,逐步利用移动互联网+技术辅助等创新方法开展患者管理工作。

(六)加强结核病疫情监测

所有医疗卫生机构对诊断的肺结核患者或疑似患者,应填报《中华人民共和国传染病报告卡》并及时报告,结核病定点医疗机构、结核病专科医院对诊断的活动性结核患者,应进行登记管理,记录其诊断、治疗、管理和转归等信息;疾病预防机构负责组织开展结核病疫情监测和聚集性疫情处置工作。

(七)健康促进

动员社会相关部门、企事业单位、社会团体和有影响力的公众人物等参与结核病防治工作,形成政府主导、多部门合作、全社会参与的结核病防控良好氛围。采取多种途径和传播手段,对社会公众和重点目标人群、重点场所开展形式多样的结核病健康教育活动。

（八）科学研究

加强基础研究和应用研究结合,加快科技成果转化,促进科学研究成果在结核病防控中发挥科技支撑作用。

第二章 机构与任务

划重点啦~

公安、司法行政机关监所管理部门，在各级卫生健康行政部门、疾病预防控制机构（结核病防治机构）、定点医疗机构的指导和支持下，分级承担结核病防治工作任务。

第一节 国家级机构及工作任务

公安部、司法部监所管理部门结核病防治工作任务如下。

1. 按照国家结核病防治整体规划制定本系统结核病防治规划、策略和措施。

2. 制定本系统结核病防治工作管理办法，建立并完善结核病防治监控与评价制度，对各地监管场所结核病防治工作进行检查、督导。

3. 制定本系统结核病公共卫生事件应急处置方案，按照职责组织、协调重大结核病公共卫生事件的处置。

4. 制定本系统专业人员的培训、督导、健康促进等工作要求。

第二节　省级机构及工作任务

省（自治区、直辖市）公安、司法行政机关监所管理部门结核病防治工作任务如下。

1. 负责联系本省（区、市）卫生健康行政部门，将监管场所等结核病防治纳入本省结核病防治规划，制定专项经费预算，落实结核病防治管理工作。

2. 负责做好本省（区、市）监管场所结核病疫情监测、报告和统计分析。

3. 制定本省（区、市）监管场所结核病公共卫生事件应急处置方案，在省级卫生健康行政部门和疾控部门的支持下，按照职责组织、协调重大结核病公共卫生事件的处置。

4. 制定本省（区、市）监管场所专业人员的业务培训计划并组织实施，开展结核病防治相关健康促进工作。

5. 在本省（区、市）疾病预防控制机构（结核病防治机构）和结核病定点医疗机构的指导和支持下，组织实施和推广结核病实验室诊断标准和操作规程，对本系统结核病实验室工作进行技术指导、评价。

6. 开展本省（区、市）监管场所结核病防治监控与评价、督导与检查。

第三节　监管场所防治机构及工作任务

公安、司法行政机关监管场所结核病防治工作任务如下。

1. 根据省（区、市）公安、司法行政机关监所管理部门制定的结核病防治规划，制定本单位结核病防治工作计划和经费预算，并组织实施。

2. 制定本单位结核病公共卫生事件应急处置方案，在属地卫生健康行政部门和疾病预防控制机构、省厅（局）的指导和支持下，开展结核病公共卫生事件的应急处置。

3. 在属地卫生健康行政部门和疾病预防控制机构（结核病防治机构）及定点医疗机构的指导和支持下，制定本单位专业人员的业务培训计划，或按照上级制定的培训计划组织开展培训工作。

4. 在属地卫生健康行政部门和疾病预防控制机构（结核病防治机构）及定点医疗机构的指导和支持下，负责结核病患者的发现、报告、登记、治疗和管理工作，以及结核病患者信息的收集、录入、核对、分析评价和上报工作。

　　5. 开展结核分枝杆菌潜伏感染的筛查和干预工作。

第三章 结核病患者发现

监管场所是人群聚集场所，及时发现传染性肺结核患者、尽早隔离和规范化治疗，对于减少监管场所结核病传播、降低疫情至关重要。肺结核患者发现包括对新入监所人员健康体检、因症就诊、密切接触者筛查和定期检查等方式。

第一节　新入监所人员结核病检查

新入监所人员结核病检查是入监所健康检查的重要内容，对减少和防止活动性肺结核患者进入监所，预防肺结核在监所内传播蔓延具有十分重要的意义。

一、体检前准备

在组织开展体检之前应告知被监管人员痰检、

20

结核病检查的相关注意事项，获得受检人员的理解和配合。

二、体检机构

新入监所人员健康体检工作在监所医疗机构进行，或在指定的医疗机构进行。

监所医疗机构须具备开展结核分枝杆菌感染检测、胸部影像学检查与阅片的能力。如监所医院既往未进行过结核分枝杆菌感染检测，或有检测人员或检测方式的变动，开展检测前应与疾病预防控制机构或其他相关专业机构联系，由其对监所医疗机构的相关人员进行技术培训，胸部影像可以采用人工智能自动阅片技术提升医务人员对肺结核可疑影像的识别，并开展质量控制。

三、体检时间

新入监所人员按要求及时完成结核病相关检查，原则上在入监所后尽早完成。

四、结核病检查内容

（一）肺结核可疑症状筛查

对所有新入监所人员询问肺结核可疑症状。咳嗽、咳痰 ≥ 2 周,咯血或血痰是肺结核的主要症状,具有以上任何一项症状者为肺结核可疑症状者。此外,胸闷、胸痛、低热、盗汗、乏力、食欲减退和体重减轻等也是肺结核患者的常见症状,女性患者还可能出现月经不调或闭经。

(二)进行胸部影像学检查

对所有新入监所人员进行胸部 X 线影像学检查,可以采用肺结核人工智能自动阅片技术进行 DR 影像批量阅片,提高检查时效性和敏感性,必要时可进行 CT 检查。

(三)进行结核分枝杆菌感染检测

对所有新入监所人员进行结核分枝感染筛查。筛查方法包括皮肤试验:结核菌素皮肤试验(TST)、结核分枝杆菌融合蛋白(EC)皮肤试验(C-TST)或 γ-干扰素释放试验(IGRA)。

(四)留取合格痰标本

对有肺结核可疑症状,或胸部 X 线影像学检查异常,或 PPD ≥ 10mm,C-TST ≥ 5mm/IGRA 阳性者,留取晨痰、夜间痰和即时痰。如本医疗机构不能检查,需将标本及时运送至当地结核病定点医疗机构。

(五)病原学检查

结核病定点医疗机构应积极指导和支持开展痰涂片、培养和分子生物学检测(如交叉引物核酸恒温扩增技术,CPA)等病原学检查。对所有病原学阳性的患者要进行耐药筛查。

被监管人员的结核病诊断须经当地结核病诊断专家组集体讨论定诊。根据流行病学史及影像学检查、实验室检查结果，按照《肺结核诊断》（WS 288—2017）作出诊断，并根据《结核病分类》（WS 196—2017）进行分类。

五、　体检后的处理

（一）肺结核和疑似肺结核患者

由监所医疗机构进行传染病登记，按照要求填报《中华人民共和国传染病报告卡》。肺结核患者需在监所医院进行隔离，并在当地定点医疗机构的指导下开始规范化治疗管理。疑似肺结核患者需在监所医院进行隔离，并按照当地定点医疗机构的要求进一步进行鉴别诊断，以尽早明确肺结核的诊断。

（二）结核分枝杆菌感染者

应加强健康教育，可将结核分枝杆菌感染者集中在监所内的舍房，在知情同意下进行抗结核预防性治疗。预防性治疗期间要加强服药的督导管理，保证预防性服药的规则治疗率和治疗完成率，降低感染后的发病风险。对结核分枝杆菌感染者也可采用母牛分枝杆菌疫苗进行预防。

六、档案管理

监所要将被监管人员的入监体检结果纳入其健康档案。

第二节 因症就诊

监管场所的医务人员和监管工作人员，一旦发现被监管人员出现肺结核可疑症状，或被监管人员自诉出现肺结核可疑症状，应及时进行结核病相关检查。

一、就诊医疗机构

首先在监所医疗机构进行检查。监所医疗机构无相应检查条件或患者病情严重时，在保证安全的情况下，由监管警察转送患者到当地结核病定点医疗机构接受检查。

二、检查内容

（一）胸部影像学检查

1. 15岁及以上者，均进行胸部X线影像学检查,必要时可进行 CT 检查。

2. 15 岁以下的肺结核可疑症状者,要进行结核潜伏感染检测。如结核菌素皮肤试验(tuberculin skin test, TST)或结核分枝杆菌融合蛋白(EC)皮肤试验(creation tuberculin skin test, C-TST)、r- 干扰素释放试验(interferon gamma release assay, IGRA)检测、结核病病原学检查和胸部 X 线影像学检查等相关的实验室检查。

(二)结核病实验室检查

留取晨痰、夜间痰和即时痰,将标本及时运送至当地结核病定点医疗机构进行涂片、培养,积极采用快速、敏感性高的分子生物学检查(如 CPA)等病原学检查,早期发现传染源。对所有病原学阳性的患者要进行耐药筛查。

三、肺结核患者隔离治疗

肺结核患者需在监所医疗机构进行隔离治疗,传染性肺结核和病原学检查阴性的肺结核患者需要分区域、分病房隔离治疗,并在当地疾控机构、定点医疗机构的指导下开始规范化治疗、登记和管理。

第三节 年度健康体检的结核病检查

每年应定期组织被监管人员进行健康体检。

一、健康体检机构

年度体检工作在监所医疗机构进行。

二、结核病检查内容

对所有被监管人员进行肺结核可疑症状筛查和胸部 X 线影像学检查,必要时可进行 CT 检查。

对有肺结核可疑症状或胸部 X 线影像学检查异常者,留取晨痰、夜间痰和即时痰,将标本及时运送至当地结核病定点医疗机构进行涂片、培养和分子生物学检测等病原学检查。对所有病原学阳性的患者要进行耐药筛查。

三、体检后的处理

肺结核患者需在监所医疗机构进行隔离,并在当地疾控机构、定点医疗机构的指导下开始规范化治疗、登记和管理。

第四节　活动性肺结核患者密切接触者检查

密切接触者筛查有助于早期发现肺结核患者和结核分枝杆菌感染者,是开展结核病疫情处置的关键环节。及时发现肺结核患者,可阻断结核病在监所内的传播;对感染者进行预防性治疗干预,可降低其发病风险,减少续发病例。

一、活动性肺结核患者密切接触者的定义

指与新登记的活动性肺结核患者在其确诊前3个月至开始抗结核治疗后14天内直接接触的人员。

如果患者从出现症状到明确诊断的时间超过3个月,则上述关于密切接触者的定义应更新为从症状出现时至开始治疗后14天。

二、密切接触者范围确定

与患者在同一舍房、同一活动室或其他封闭场所内有接触的人员。

三、筛查机构

密切接触者筛查工作在监所医疗机构进行。

四、筛查内容

对 15 岁及以上的密切接触者，须同时进行肺结核可疑症状筛查、结核分枝杆菌感染检测和胸部 X 线影像学检查。

15 岁以下的密切接触者，须同时进行肺结核可疑症状筛查和结核分枝杆菌感染检测，有任一异常者进行胸部 X 线影像学检查，可以采用肺结核人工智能自动阅片技术辅助医生阅片。对需要鉴别诊断者可进一步采用 CT 等检查。

对肺结核可疑症状、TST 检测强阳性或 C-TST、IGRA 检测阳性、X 线影像学检查异常者留取 3 份痰标本，运送至当地结核病定点医疗机构进行病原学检查；病原学阳性者需进一步开展菌种鉴定和药物敏感性试验。

病原学阳性的标本、核酸及菌株可保留，以便开展菌株同源性检测。

五、筛查后的处理

(一)肺结核和疑似肺结核患者

肺结核患者需在监所医疗机构进行隔离,并在当地定点医疗机构的指导下开始规范化治疗管理。疑似肺结核患者需在监所医疗机构进行隔离,并按照当地定点医疗机构的要求接受进一步的检查,以尽早明确诊断。

(二)结核分枝杆菌感染者

应加强健康教育,可将感染者集中在舍房,进行抗结核预防性治疗。对未进行预防性治疗者,应在筛查后 3 个月末、6 个月末和 12 个月末各进行一次胸部 X 线影像学检查。

(三)其他人员

应加强健康教育,发现有肺结核可疑症状者立即将其送至当地定点医疗机构接受检查。

第四章　结核病检查方法

第一节　临床症状筛查

一、全身症状

部分结核病患者或在结核病早期没有明显全身症状或仅有轻微症状,如轻微盗汗、乏力。在结核病的中期和晚期症状就很明显,常有疲倦、午后低热、食欲减退、夜间盗汗,有些患者会失眠,女性可有月经不调,甚至闭经等。

1. 乏力　是指患者全身无力,没做体力劳动也感到疲倦,经过休息后也不能恢复。结核病患者常有乏力,且伴食欲减退、失眠。

2. 发热　结核病患者发热有以下 3 种情况,①低热:体温在 37.5~38℃,多见于轻型结核病患者;②高热:体温达 39℃以上,多见于急性、重症结核病患者;③长期发热:发热时间较长,呈不规则热,体温常在 38~39℃,一般见于慢性排菌者。

3. 盗汗　人睡着后出汗,醒后汗止称为盗汗,常发生于体虚患者,系自主神经系统功能紊乱所致,是结核病的中毒症状之一。轻度盗汗为入睡后仅在头、颈或腋部出汗；重者则胸背、手足心等处也有盗汗；严重者则全身盗汗，甚至衣被均被汗浸湿。盗汗患者常兼有其他结核中毒症状，如低热、全身疲乏无力、食欲缺乏、体重减轻、心悸、失眠等。慢性肺结核患者则兼有咳嗽、咳痰等呼吸道症状。

4. 月经不调或闭经　原因不明的月经不调或闭经，常常是结核病症状之一。

5. 食欲减退、消瘦　结核病患者可有食欲缺乏、体重减轻。急性血行播散性肺结核可表现为精神萎靡不振。

6. 疲劳或不适感　持续时间较长，而无其他特殊原因可予解释。

7. 结核超敏综合征　包括结核风湿性关节炎、疱疹性结膜角膜炎及结节性红斑，发生概率为10%~20%，以青年女性患者为多见，常有四肢关节痛、低热、血沉增快，但抗链球菌溶血素"O"及类风湿因子阴性、关节无明显肿胀畸形、抗风湿治疗无效，而具有结核潜伏感染皮肤反应常呈强阳性或阳性，抗结核治疗有效等特点。

8. 血液系统变化　大多结核病患者血白细胞可正常或有轻度白细胞增多、淋巴细胞较高，少数患者可有类白血病反应或白细胞减少，有时还可出现贫血、全血细胞减少等。

二、局部症状

1. 咳嗽、咳痰　为常见症状，易反复出现，较长时间不见好转。痰多为白黏液痰，混合感染时出现脓痰。肺结核患者的咳嗽、咳痰多由下述情况所致：①肺内结核病变，主要是渗出及干酪坏死性病变。可使肺组织破坏、溶解，形成多量痰液积聚而引起咳嗽。因此，空洞干酪型和毁损型肺结核患者多有剧烈咳嗽及咳出大量脓痰的症状，而血行播散性及继发性肺结核患者，一般咳出少量白黏痰。少数患者可咳出干酪物质或钙石。②气管支气管结核，肺门或纵隔淋巴结结核中肿大的淋巴结压迫气管、支气管或并发支气管淋巴瘘时，患者多有阵发性刺激性咳嗽，伴少量痰液或完全无痰。病变广泛的严重肺结核患者常并发支气管结核，咳嗽剧烈。③胸膜炎时，患者可因胸膜受到炎症刺激而发生反射性干咳。④结核性脓胸并发支气管胸膜瘘时，在某一特定体位可有阵发性咳嗽，咳出大量脓痰。⑤肺结核患者并发肺内继发性感染时，都有咳嗽加剧和咳痰增多的症状。

2. 咯血　为肺结核常见症状，一般是痰中带血，也可出现中等或大量咯血。当肺部结核病变进展，侵蚀邻近毛细血管或小血管时，则可发生痰中带血或小量咯血；当累及大血管、纤维厚壁空洞内

Rasmussen 动脉瘤或支气管动脉破损时，则咯血量大，甚至可引起失血性休克或窒息。肺内陈旧性结核灶由于继发性结核性支气管扩张或钙化灶脱落、纤维灶的牵引，也可引起咯血。此外，急性渗出性病变由于毛细血管通透性增高，可引起血染痰。反复咯血还应考虑支气管结核、支气管结石等原因。

3. 胸痛　一般部位较固定，常为持续性胸痛。深呼吸或大声说笑、咳嗽时胸痛加剧，可能有胸膜炎或者胸膜有病变。如疼痛部位不固定，为游走性，疼痛与呼吸、咳嗽无关，大多为神经反射引起的疼痛。

4. 呼吸困难　肺部组织受到广泛而严重的破坏或有广泛的胸膜粘连，出现代偿性肺气肿，可出现气短，尤其在体力活动后加重。

5. 肝脾大　急性血行播散性肺结核可引起肝脾大和浅表淋巴结肿大，也可并发自发性气胸、纵隔气肿、急性呼吸窘迫综合征。

三、体征

肺部的体检按视、触、叩、听的程序进行。肺结核的典型体征改变有患侧呼吸运动减低、触诊震颤增强、叩诊呈浊音、听诊有支气管肺泡呼吸音和湿性啰音。病灶轻微者体征无明显改变。广泛慢性病变，纤维组织增生，可使局部胸廓下陷；胸腔积气、积液可使胸部饱满、呼吸运动减低。干性胸膜炎时，局部有摩擦音。肺炎性实变，大量胸腔积液、肺硬变时，叩诊呈实音，范围大的浸润性病灶使叩诊呈浊音。当肺部病变严重，并空洞形成，可听到空瓮音。有时虽然空洞存在，也可以没有阳性体征；阳性体征出现与否取决于空洞的大小、是否靠近胸膜、是否与支气管相通。

第二节 胸部影像学检查

活动性肺结核的影像学分型为五类，具体如下。

一、原发性肺结核

原发性肺结核为机体初次感染结核分枝杆菌所致，主要见于儿童和青少年，成人较少见。其病理特点：当结核分枝杆菌侵入细支气管和肺泡内引起炎性浸润，即原发病灶，且以肺上叶后段多见，其次为下叶尖段，大小多在 0.5~2.0cm。而将发生于锁骨下区者又称为 Ghon 病灶。原发病灶经淋巴管向肺门部淋巴结蔓延，产生淋巴管炎和肺门淋巴结炎，进一步可形成肺门和/或纵隔淋巴结的结核病变。

（一）原发综合征

原发病灶主要表现为上叶尖后段或下叶背段的

片状、斑片状阴影，边缘模糊。淋巴管炎表现为自肺野内的片状、斑片状阴影引向肺门的索条状阴影。肺门淋巴结炎则主要表现为肺门或纵隔淋巴结的肿大，边缘或模糊或清楚。若同时具有原发病灶、淋巴管炎和肺门淋巴结炎，则称为原发综合征的"双极期"。原发病灶在 CT 影像上亦表现为斑片状、片状或大片状阴影，边缘模糊；亦可表现为结节样阴影，境界尚清，密度较均匀。

（二）肺门和纵隔淋巴结结核

肺内原发病灶已经吸收，仅肺门和／或纵隔淋巴结结核继续进展，或者原发结核病变直接累及淋巴结而形成，主要表现为肺门或纵隔淋巴结的肿大。胸部 X 线常常呈圆形或类圆形，边缘清楚的结节影凸向肺野，即"肿瘤型"；当同时合并肺门淋巴结周围炎或继发性浸润时，则表现为边缘模糊的肺门增大阴影，即炎症型。

二、血行播散性肺结核

血行播散性肺结核主要为结核分枝杆菌进入血液循环而引起。且根据进入血液循环结核分枝杆菌的数量、毒力以及次数的不同，在临床上可分为急性血行播散性肺结核和亚急性或慢性血行播散性肺结核及全身其他部位的血行播散性改变。

（一）急性血行播散性肺结核

急性血行播散性肺结核又称急性粟粒性肺结核，多由大量结核分枝杆菌一次或短时间内多次进入血液循环而形成。多见于儿童和青少年，成人较少见，但部分机体免疫功能低下的患者亦可患粟粒性肺结核。其特点在病理上主要是全肺弥漫分布的结核性肉芽肿结节。

急性血行播散性肺结核胸部 X 线表现为两肺弥漫分布的粟粒样影，直径为 0.1~0.3cm 大小，往往边缘清楚。粟粒病灶在特点为分布、大小和密度上表现为"三均匀"状态。若病变进一步进展，病灶可逐渐融合增大等。但值得注意的是，粟粒性肺结核的早期阶段，胸部 X 线显示往往不明确，有时仅表现为肺野透过度减低。应进一步 CT 检查和结合临床表现诊断。

（二）亚急性或慢性血行播散性肺结核

亚急性或慢性血行播散性肺结核由少量结核分枝杆菌或在较长时间多次进入血液循环而形成，且多见于成人。在病理上渗出、增殖及纤维性改变等新老病灶共存是其特点。

慢性血行播散性肺结核在胸部 X 线上表现为两侧中上肺野分布的结节和斑片影，结节形态大小不一，病灶边缘部分清楚，部分模糊。在分布、大小和密度上，从肺尖至肺底呈逐渐递减状态，即"三不均匀"状态是其特点，其 CT 影像表现与胸部 X 线影像基本相同。

但值得提出的是，亚急性血行播散性肺结核相对少见，多在急性血行播散性粟粒结节病灶吸收以后的较短时间内出现，胸部 X 线往往不易发现和诊断，但其 CT 影像多具有一定特点，表现为两肺散在分布的粟粒结节影，1~2mm 大小，边缘清楚。

三、继发性肺结核

继发性肺结核主要是机体再次感染结核分枝杆菌或肺内结核病灶的内源性复发所致，大都见于成人。继发性肺结核包括浸润性肺结核、纤维空洞结核和干酪性肺炎。其中浸润性肺结核是继发性肺结核中的一个主要类型，在肺部可以表现为浸润渗出性病变、不同程度的干酪性病变，也可形成空洞。此外，结核球也属于此范畴。由于此型肺结核包括范围较广，在临床最为常见，现分别叙述。

（一）多种形态病灶影像共存

继发性肺结核的胸部 X 线影像主要为多发斑片状、片状、段性或亚段性实变，或多发结节，或伴有空洞等多种表现，较为复杂。病变位置好发于一侧或两侧肺尖和锁骨下区（上叶尖后段）及两肺下叶背段。由于结核病变往往很少在早期阶段得以发现，在病变的发展过程中，不论进展或好转都是从一种病变逐渐移行到另一种病变，再加上病变好转和进展常交替出现，因此，在病理上同时可以见到渗出、增殖、干酪坏死、空洞形成或纤维化等多种病理改变，一般以2种或2种以上改变共存为特点。故影像上常常以多种形态影像共存为其特点。

（二）空洞

空洞是肺结核病变的一种常见表现，主要是结核坏死病灶溶解液化经支气管排出后形成。肺结核空洞可以与继发性肺结核的多发性渗出、增生病灶同时存在，也可仅仅以空洞为主要表现单独出现，当继发性肺结核表现为干酪性肺炎时，在大片状浓密的阴影中，常能见到多个大小不一、形态不规则的局限低密度区或无壁空洞，且往往合并同侧或对称肺野的斑片状或结节状播散病灶，有时树芽征典型。

（三）腺泡结节影

腺泡结节是肺结核支气管播散病的一种表现，它可出现在空洞出现之前或之后。Aschoff 早在1924年于渗出-肉芽肿性结核病病例中首次报告了腺泡实变的 X 线征象，形容其如玫瑰花结状，称为腺泡结节。腺泡为直径约7mm 的肺实质单位，由终末细支气管及其所属的肺组织构成。当腺泡内的空气为液体或病变组织取代时，则显示为边缘比较清晰，略不规则的小结节影。但伊藤等在一组支气管播散性肺结核大体病理薄片影像中，发现播散性病灶均形成一种伴有空气支气管的小结节影。大体显微镜下见病灶位于细支气管周围的肺泡内，光镜下在细支气管周围的干酪坏死灶中可见到结核结节。从肺小叶角度考虑,这些病灶位于小叶中心,其周围仍有一定充气的小叶实质,与肺腺泡无直接关系,故称为小叶中心性影(或细叶中心性影),其分布基本上和终末细支气管分布一致,显然是对上述腺泡结节影的补充。

(四)具有卫星病灶的结核球或结核结节

结核球(又称"结核瘤")是指纤维包裹的干酪坏死病灶,直径在 2.0cm 以上者(也有认为 1.0cm 以上者)。其形成机制主要有以下 3 种:①干酪性病灶的局限、纤维包裹;②数个结核性肉芽组织干酪样坏死,并相互融合;③结核性空洞引流支气管阻塞并充满干酪物质。

结核球多呈圆形或类圆形,边缘多光滑,无分叶或浅分叶,病灶内部有时可见点状钙化的高密度影,或可见局限小的溶解空洞,周围肺野有时可见小结节或小片状卫星病灶,部分可伴有不典型胸膜凹陷征等。而肺结核增生性或增生合并干酪性病灶有时也可表现为较大的结节状影,形态略不规则,有时呈波浪状边缘,与肺癌的表现极其相似,应进行 CT 检查进一步鉴别或行病灶穿刺活检诊断。

(五)慢性纤维空洞性肺结核

慢性纤维空洞性肺结核是由浸润性肺结核没有得到及时有效的治疗,病变反复恶化、进展,长期迁延所造成的不良后果。其病理特点为两肺上部多发性纤维厚壁空洞,空洞周围有较显著的纤维改变和散在的新老不一的结核病灶,并伴有肺气肿、肺大疱和胸膜增厚等。

胸部 X 线上慢性纤维空洞性肺结核在一侧或两侧上中肺野可见多个慢性纤维厚壁空洞,且空洞大小不一。其周围伴有较为广泛的纤维化病灶,与显著增厚的胸膜连成一片。由于纤维组织的收缩牵拉,使得肺体积缩小,肺门上提,下肺纹理呈垂柳状。纵隔、气管、心影向患侧移位,肋间隙变窄胸廓塌陷。此外,同侧或对侧肺野可见斑片、结节状支气管播散性病灶、肺气肿、肺大疱等多种合并病变。

然而,慢性纤维空洞性肺结核在 CT 影像上主要表现为病变部位体积缩小,其内可见多个大小不一的纤维空洞,形态不规则,洞壁厚薄不一,并可见典型的扩张扭曲的支气管,病变邻近部位的胸膜增厚粘连或伴有钙化,胸廓塌陷,纵隔阴影向患侧移位,应考虑肺硬变的诊断。

四、结核性胸膜炎

结核性胸膜炎为结核分枝杆菌经血循环、淋巴或肺部结核病变直接波及胸膜而致病,虽不是肺结核,但在胸部结核中最为常见,且与肺结核之间存在一定的关联性,故新的肺结核分类将其分类为肺结核的第 V 型。

结核性胸膜炎可分为干性胸膜炎和渗出性胸膜炎两种，干性结核性胸膜炎胸部 X 线往往无明显阳性征象，渗出性胸膜炎则根据渗出液量的多少，以及渗出液存在于胸腔内的位置与状态等而表现不同。

五、支气管结核

支气管结核是指发生于支气管黏膜、黏膜下层及软骨等部位的结核性病变，但往往伴随有肺内的继发性结核病变，或与肺结核同时存在，故在新的肺结核分类中将其分类为肺结核范畴。

支气管结核在病理上可分为浸润型、溃疡型、增殖型、软骨塌陷型、瘢痕狭窄型、支气管淋巴瘘型6 种类型。有著者通过病理标本研究探讨了支气管结核的发病方式，认为支气管内膜结核虽然为淋巴结穿孔所致，但大部分表现为整个支气管黏膜或黏膜下组织的结核病变连续进展状态。

第三节　实验室检查

结核病实验室检查是结核病防治中发现传染源的主要手段，同时也是重要的辅助和确诊的方法，对于结核病诊断、指导临床治疗方案选择、考核疗效及流行病学调查等具有重要意义。常用方法可以

41

分为如下几类：细菌学检查，药物敏感性检测、免疫学检查，分子生物学检查等方法。

一、细菌学检查

常用的病原学检查方法有：涂片镜检、分离培养和菌种鉴定等。

（一）实验室基本要求

对于涂片镜检、分离培养、菌种鉴定等检测需要在分区合理、布局良好并符合生物安全二级防护要求的实验室内进行，药物敏感性试验和菌种鉴定（对硝基苯甲酸生长试验）需要在加强型生物安全二级实验室进行，对于操作含有大量结核分枝杆菌的试验，需要在符合生物安全三级的实验室进行。

实验室建设、布局及生物安全管理等请参照《生物安全实验室建筑技术规范》（GB 50346—2011）和《病原微生物实验室生物安全通用准则》（MS 233—2017）。

（二）标本采集、保存和运输

常见标本类型有痰、体液（胸腔积液、腹腔积液、脑脊液、关节腔积液、血液等）、脓液、支气管肺泡灌洗液等，其中痰液为最常用。菌种常用于药物敏感性试验，结核分子杆菌耐药基因检测，菌种鉴定，分子流行病学调查等。

1. 痰标本的采集 在符合生物安全场所（通风

良好或专用留痰室)采集 3 个痰标本, 即时痰、晨痰和夜间痰。合格的痰标本是由支气管深处咳出的分泌物, 每份标本量应在 3~5ml, 性状一般为干酪痰、血痰或黏液痰, 唾液为不合格标本。当标本的体积或性状不符合要求时, 应重新采集标本送检, 若有条件, 应积极采取人工诱痰措施。

其他标本采集, 可参照《结核病实验室检验规程》。

2. 痰标本的储存 标本采集后应立即送检, 否则应置于 2~8℃冰箱临时保存并尽快送检。实验室收到标本后, 如不能及时检测, 需将标本储存于 2~8℃冰箱, 如标本保藏时间超过 24 小时, 则应储存于 –20℃冰箱。开展痰涂片镜检时标本采集到结果报告时间不能超过 24 小时, 分离培养时从标本采集到接种时间不能超过 7 天。

3. 痰标本运送 需要将运送标本至其他实验室时, 建议每周至少运送 2 次, 如若无法及时运输时应将痰标本置于 –20℃冰箱临时冻存, 尽早进行标本运输。

4. 菌株运输 菌株可临时保存于 2~8℃冰箱, 若用于药物敏感性试验, 建议在 7 天内进行转运。建议采用 30%~50% 甘油 PBS(pH 7.2~7.4 磷酸盐缓冲液)配制成高浓度菌悬液(10^7~10^9 条菌 /ml), 分装于冻存管内, 置于 –20℃冻存。菌株运输应按照《可感染人类的高致病性病原微生物菌(毒)种或样本运输管理规定》的要求进行。

5. 感染性废弃物处置　应严格按照《中华人民共和国传染病防治法》《中华人民共和国固体废物污染环境防治法》和《医疗废弃物管理条例》等相关法律法规妥善处理。

（三）常用检查方法

1. 痰涂片镜检　是指对标本涂片后，采用碱性复红或金胺"O"荧光等染料进行染色，然后在普通光学显微镜或荧光显微镜下观察其细菌染色特点和数量等级的方法。此法无法区分结核分枝杆菌和非结核分枝杆菌；无法区分死菌或活菌，也无法区分结核分枝杆菌和非结核分枝杆菌，以及其他抗酸或金胺"O"荧光染色阳性杆菌，如诺卡氏菌等。结果报告只能是抗酸或金胺"O"荧光染色杆菌阳性，不能报告为结核分枝杆菌阳性。

最常用的是齐 - 内染色显微镜检查，其次是金胺"O"荧光染色显微镜检查（用荧光显微镜观察）。涂片、染色、显微镜检查各环节均可以采用手工法和仪器法。仪器法常常是浓缩集菌，浓缩集菌法阳性率高于直接涂片法；荧光染色法阳性率高于齐 - 内染色法，但金胺"O"荧光低水平阳性，如"2+"以下者，应做齐 - 内染色法复核。

2. 分枝杆菌分离培养　分枝杆菌分离培养和菌种鉴定是目前诊断肺结核的金标准。依据分枝杆菌的生长规律，生长过程中所需营养等必需条件，在体外营造出有利于分枝杆菌生长而抑制其他细菌生长的环境从而达到分离目的。

依据培养基不同,可分为固体培养法和液体培养法。固体培养基中最常用的是罗氏(Lownstein-Jenson, L-J)培养基;液体培养基最常用的为 Middle brook 7H10,7H11 等。

固体培养法依据对标本的处理方法不同可分为简单法、中和离心法。目前,我国最常用的为固体简单法分离培养分枝杆菌。因分枝杆菌具有较厚的细胞壁能耐受酸碱,采用碱性消化液(4% NaOH)对标本进行前处理,然后将处理好的标本直接种于酸性罗氏培养基上,接种后第 3 天和 7 日观察培养情况,此后每周观察 1 次,直至第 8 周末。

液体培养法主要是通过仪器检测分枝杆菌代谢过程中对氧气的消耗,产生二氧化碳而导致荧光、颜色或压力的变化而判读结果。液体培养基更有利于分枝杆菌生长,相对固体培养法,培养阳性率略高,检出时间可以缩短10~20天,有利于结核病相对早期诊断,但仪器、试剂价格相对昂贵,并且仪器报阳后,应做抗酸染色镜检确定。

结果报告只能是分枝杆菌阳性,不能报告为结核分枝杆菌阳性。

3. 菌种鉴定　由于分枝杆菌种类繁多,不同菌种生物学特性,尤其是致病性、药物敏感性等差异较大,治疗方法也不尽相同,因此,菌种鉴定具有十分重要的意义。细菌学菌种鉴定在细菌分离培养获得菌株的基础上进行。

细菌学分枝杆菌菌种（菌群）初步鉴定，目前，专用培养基生长试验和 MPB64 抗原检测为常用方法。

专用培养基生长试验：对分枝杆菌分离培养阳性菌株经抗酸染色镜检确定是抗酸菌后，经对硝基苯甲酸（PNB）生长试验、28℃生长试验等观察记录细菌的生长速度、菌落形态和菌落颜色，确定该菌株属于结核分枝杆菌复合群还是非结核分枝杆菌；对确定为结核分枝杆菌复合群的菌株，需进行噻吩 -2- 羧酸肼（TCH）生长试验进行牛分枝杆菌和结核分枝杆菌区分。

结核分枝杆菌抗原检测，即对分枝杆菌阳性培养物进行 MPB64 抗原检测鉴定结核分枝杆菌。分枝杆菌在生长过程中，会分泌多达 240 多种的分泌蛋白，其中的 MPB64（mycobacterial protein from BCG of Ron 0.64 in electrophoresis）是分枝杆菌分泌蛋白中分泌时间早，分泌量最多（达 8% 左右）的分泌蛋白。且为结核分枝杆菌菌群的特异分泌蛋白，非结核性分枝杆菌则不分泌该蛋白。因此，检测 MPB64 抗原有无被应用于鉴别结核分枝杆菌和非结核分枝杆菌。

菌种鉴定后的结果报告则可确定为结核分枝杆菌或非结核分枝杆菌。

4. 细菌学药物敏感性试验　这里所指药物敏

感性试验特指表型药物敏感性试验,指对鉴定为结核分枝杆菌复合群的菌株在体外培养进行抗结核药物敏感性试验。常用方法有固体法和液体法药物敏感性试验。我国常用固体药敏法。药物敏感性试验在指导临床治疗、发现耐药结核病并控制其传播等方面具有重要意义。

（1）固体药物敏感性试验：所需时间为4~8周,主要有比例法和绝对浓度法药敏试验,其中比例法药敏试验是我国主要推荐的药物敏感试验方法,操作步骤及结果报告方法遵照《结核分枝杆菌药物敏感性试验标准化操作及质量保证手册》或《结核病实验室操作规程》进行。

（2）液体药物敏感性试验：基于液体培养基液体药敏试验可以将药敏时间缩短到1~2周,主要是两类,一是可采用有质量保证的自动化液体药敏试验系统开展药敏试验；二是最低抑菌浓度检测,可以半定量地确定不同菌株对某种抗结核药物的耐受程度。

二、分子生物学检查

（一）实验室基本要求

应按照《医疗机构临床基因扩增检验实验室管理办法》和《医疗机构临床基因扩增检验实验室工作导则》要求进行设置。根据采用的方法、仪器的功能及具体操作等,在保证检测质量、不出现污染的情况下，区域可适当合并，检测过程中标本处理和核酸提取应在符合生物安全二级的实验室中进行。

（二）结核分枝杆菌核酸检测

针对结核分枝杆菌特异的核酸序列（DNA 或 RNA），采用基因扩增或 / 和基因测序等方法进行检测。通过提取基因组核酸、基因扩增或 / 和基因测序，获得的阳性结果，在排除污染的情况下，可报告标本中存在结核分枝杆菌。优先采用敏感度高、操作简单、快速（2~3 个小时报告结果）、生物安全性好的核酸检测方法。常用方法有交叉引物恒温扩增法、实时荧光定量 PCR 及测序等。按照《WS 288—2017》肺结核诊断标准，结核分枝杆菌核酸检测阳性可以确诊结核病。

（三）菌种鉴定

分子生物学方法，如测序、质谱技术、核酸探针法、基因芯片等，可以用于标本或培养物进行快速菌种鉴定。获得的阳性结果，在排除污染的情况下，可报告标本中存在结核分枝杆菌。

（四）结核分枝杆菌耐药相关基因检测

结核分枝杆菌产生耐药性的主要机制是相关基因点突变，相关基因序列的突变会导致结核分枝杆菌对相应的抗结核药物产生耐药性，如 *katG*、*rpoB*、*rpsL/rrs*、*embB* 和 *gyrA* 等基因某些位点突变分别与异烟肼、利福平、链霉素、乙胺丁醇和喹诺酮类药物的耐药性相关。通过检测耐药相关基因是否发生突变，判断对相应的抗结核药物是否耐药。常用检测技术有线性探针、基因芯片、熔解曲线、基因测序等，常规检测步骤包括痰标本处理、核酸提取、扩增及扩增产物分析等。如某一耐药相关基因突变位点检测为阳性，则可判断为患者感染的结核分枝杆菌对该药物耐药，否则为敏感。

三、免疫学检查

免疫学检查是通过检查宿主的特异性体液免疫和细胞免疫应答所产生的反应或产物推断感染或疾病的存在与否，是临床应用较广泛的结核病重要的辅助诊断指标之一。常用的检测方法有结核菌素皮肤试验（tuberculin skin test，TST 和结核分枝杆菌融合蛋白（EC）皮肤试验，（C-TST）、γ- 干扰素释放实验（interferon gamma release assay，IGRA）、结核抗体检查等。

1. 结核菌素皮肤试验（TST）　基于Ⅳ型变态反应的一种皮肤试验，用于检测机体是否感染过结核分枝杆菌。目前常用纯化蛋白衍生物（purified protein derivative，PPD，5IU/ml）试验。由于操作简便易行，成本低廉，是目前临床上广泛使用的辅助诊断的免疫学方法，但因 PPD 是从结核分枝杆菌中粗提的抗原混合物，有 200 多种抗原成分与卡介苗（BCG）和非结核分枝杆菌（NTM）的抗原成分相同，容易发生交叉反应,故 PPD 皮试阳性并不能鉴别是因为结核分枝杆菌复合群感染还是卡介苗接种或接触环境中的 NTM 致敏,特异性不高。其次,对于使用免疫抑制剂者、合并 HIV 感染者、重症结核病患者、营养不良、儿童结核、器官移植者等,TST 反应可暂时消失,显示为阴性结果,缺乏足够的敏感度。

结果判读:根据《结核病诊断标准(WS 288—2017)》规定,使用 5IU PPD 进行结核菌素皮肤试验,72h(48~96h)检查反应:硬结平均直径 < 5mm 或无反应者为阴性;≥ 5mm 且 < 10mm 为一般阳性;≥ 10mm 且 < 15mm 为中度阳性;≥ 15mm 或局部出现双圈、水疱、坏死及淋巴管炎者为强阳性。

2. 重组结核分枝杆菌融合蛋白(EC)皮肤试验(C-TST) 是通过基因工程方法表达 MTB 特异的 ESAT-6 和 CFP-10 两种蛋白的融合蛋白,可诱导特异的迟发型变态反应以鉴别结核分枝杆菌感染状态。

重组结核分枝杆菌融合蛋白(EC)皮肤试验(C-TST),可单独使用,也可与 PPD 联用。

吸取重组 EC 0.1ml(5U),采取孟都氏法注射于前臂掌侧皮内。注射后 48~72h 检查注射部位反应,测量记录红晕和硬结的横径及纵径的毫米(mm)数,以红晕或硬结大者为准,反应平均直径(横径与纵径之和除以 2)不低于 5mm 为阳性反应。凡有水疱、坏死、淋巴管炎者均属强阳性反应。

C-TST 结果判读和临床意义。

（1）单独使用 EC 检测结果的临床意义：阴性未感染 MTB；阳性感染 MTB。

（2）同体双臂使用 PPD 及 EC 检测结果的临床意义：PPD 及 EC 均阴性为未接种卡介苗或卡介苗接种后阴性，且未感染 MTB；PPD 阳性，EC 阴性为卡介苗接种后，维持阳性，未感染 MTB；PPD 及 EC 均阳性为感染 MTB。

3. IGRA　细胞免疫是结核分枝杆菌感染后机体的主要免疫形式。人体内的 T 细胞受结核抗原刺激，形成活化的效应 T 细胞，结核病患者外周静脉血中存在结核分枝杆菌特异的效应 T 细胞。这些 T 细胞在体外受到结核分枝杆菌特异性抗原刺激后可分泌细胞因子 γ- 干扰素。

IGRA 检测采用分枝杆菌特异蛋白质的多肽抗原刺激效应 T 淋巴细胞会分泌 γ- 干扰素，检测分析 γ- 干扰素的浓度或分泌 γ- 干扰素的细胞数，检测是否存在结核分枝杆菌特异性细胞免疫反应，从而判断是否感染。IGRA 有两种方法，一种是（QFTQuanti FERON，TBGOLD 实验）酶联免疫吸附试验（QFTG），另一种是结核感染 T 细胞斑点试验（T-SPOT）。γ- 干扰素释放试验阳性，表明体内有结核分枝杆菌感染阳性。

4. 结核抗体检测　活动性结核病患者体内存在的结核特异性抗体主要为 IgG 和 IgM 两类，IgG 结核抗体是最主要的特异性抗体，由于其含量较高，且持续时间较久，是结核病血清学诊断首选的测定抗体。IgM 类结核抗体由于出现在感染期，且持续时间较短，有助于结核病的早期诊断，尤其适用于结核性脑膜炎之类的急性感染，以及活动性结核病早期。

结核抗体试剂繁多，选择时要注意质量评估。结核分枝杆菌特异性抗体检测结果为结核病诊断参考指标。

四、质量保证

实验室要建立内部质量控制制度，在人员培训、能力评估、设施和设备的维护、试剂和耗材的采购与库存管理、标本采集与处理、检测方法的标准化、结果登记与报告、信息系统管理等方面进行定期的内部检查和监控，以保证实验室开展的各种检测方法结果准确可靠。

实验室内应建立核心质量指标如标本合格率、检测周转时间、设备故障时间、试剂耗材断货时间、检测阳性率、投诉率等，定期统计、分析并监测检测质量。开展结核分枝杆菌药物敏感性试验、核酸检测及耐药相关基因突变检测的实验室，应每年接受中国疾病预防控制中心国家结核病参比实验室组织的药敏试验熟练度测试、分子生物学检测技术熟练度测试和能力验证等技术考核和评估活动。

第四节 其他诊断方法

一、超声诊断

超声能够很好地显示肺组织实变、肺结核瘤、支气管胸膜瘘、胸腔积液、胸膜增厚及胸壁结核等。超声造影可以反映结核病灶的血流灌注状况及病灶内部结构。

超声对结核性胸膜炎具有较高的诊断价值，能及早发现、定量评估，显示纤维包裹、胸膜结节、机化等情况，是结核性胸膜炎的首选影像学检查方法。超声引导下置管引流能够在可视化操作下，准确地将导管置入指定位置，操作简便，安全有效。在胸腔积液治疗过程中动态监测引流情况、对比分析积液絮状物、分隔光带变化情况，为临床评估疗效、调整治疗方案提供有效的依据。

二、纤维支气管镜（纤支镜）诊断

1. 支气管镜下直视观察 气管支气管结核镜下表现为气管支气管黏膜充血、水肿、肥厚、糜烂、溃疡、坏死、肉芽肿、瘢痕、管腔狭窄、管腔闭塞、管壁软化及支气管淋巴结瘘等。

2. 经支气管镜刷检、抽吸分泌物、支气管肺泡灌洗、穿刺针吸检查留取标本送涂片、培养和分子生物学检测等病原学检查,可以提高肺结核阳性诊断率。

3. 经支气管镜活检 包括穿刺针吸活检,活检组织标本送病理学检查,协助结核病的诊断。

三、病理学诊断

病理学诊断是微生物学之外最重要的结核病确诊途径,在菌阴性肺结核及肺外结核的诊断中发挥着重要的作用。近年来,随着分子病理学技术的快速发展,结核病的病理学检查可为临床提供更明确的诊断,如结核病与非结核分枝杆菌病的鉴别诊断及耐药结核病的诊断等。

病理学诊断结核病的主要方法

(一)常规病理学诊断常规

病理标本的诊断包括大体检查和显微镜下检查,对结核病的诊断具有提示作用。主要包括大体检查和镜下检查。

1. 大体检查 标本的大体检查非常重要,对结核病的诊断具有提示作用。病理标本大多为内镜活检、穿刺活检和细针吸取的小标本,缺少手术切除标本的大体检查。

2. 镜下检查 显微镜下结核病病变通常为坏死性肉芽肿性炎,但亦可为非坏死性肉芽肿性炎。

（二）特殊染色

1. 抗酸染色　是诊断结核病最常用的特殊染色方法。抗酸杆菌多见于坏死的中心区或坏死区与上皮样肉芽肿的交界处。

2. 网状纤维染色　该染色显示组织结构是否完整、坏死的范围和程度。网状纤维染色对结核病的诊断和鉴别诊断有一定的帮助。

3. 六胺银（GMS）及过碘酸盐希夫（PAS）染色　GMS 染色和 PAS 染色是最常用的识别真菌的染色方法。对于直接诊断结核病没有太大的价值，但却可起到与真菌病进行鉴别诊断的作用，有效防止误诊。

4. 金安罗丹明染色　与传统的抗酸染色法相比，金安罗丹明染色后抗酸杆菌会发出黄绿色荧光，在暗视野下更醒目，且可以在高倍镜下观察，不需要用油镜。

（三）免疫组织化学法（IHC）

利用抗原 - 抗体的特异性结合反应原理，以抗原或抗体检测和定位组织中目标蛋白质的一种技术方法。结核病 IHC 染色主要是针对 MTB 特异抗原的抗体，这类抗体可在组织切片中显示 MTB 蛋白的表达，对结核病的诊断有帮助。目前报道的抗体主要识别 BCG 成分、MPT64、PstS1 及 Ag85B 等抗原。但尚无可应用于结核病 IHC 的判读标准，需要开展更多的临床转化及评估研究。

(四)分子病理学诊断

基于基因检测的分子病理新技术具有简单、快捷、特异、敏感及快速等优点,可有效提高组织标本中 MTB 的检出率,可帮助鉴别结核病与非结核分枝杆菌病,还可以帮助诊断耐药结核病,为结核病病理学精准诊断提供了更多的辅助手段。目前常用的技术有:实时荧光定量 PCR 技术、交叉引物核酸恒温扩增技术(CPA)、核酸杂交技术、高分辨溶解曲线技术等。

第五章　结核病诊断

划重点啦~

　　肺结核的诊断是以病原学检查为主,结合胸部影像学、流行病学、临床表现、必要的辅助检查及鉴别诊断,进行综合分析作出。按照《肺结核诊断》(WS 288—2017)标准,肺结核分确诊病例、临床诊断病例和疑似病例。

第一节　肺结核诊断

一、确诊病例

　　(一)痰涂片阳性肺结核诊断是否要除外非结核分枝杆菌感染
　　凡符合下列项目之一者可作诊断。
　　1. 2份痰标本涂片抗酸杆菌检查阳性者。
　　2. 1份痰标本涂片抗酸杆菌检查阳性,同时胸部影像学检查显示与活动性肺结核相符的病变者。

3. 1 份痰标本涂片抗酸杆菌检查阳性，并且 1 份痰标本分枝杆菌培养阳性者。

（二）仅分枝杆菌分离培养阳性肺结核诊断

胸部影像学检查显示与活动性肺结核相符的病变，至少 2 份痰标本涂片阴性并且分枝杆菌培养阳性者。

（三）分子生物学检查阳性肺结核诊断

胸部影像学检查显示与活动性肺结核相符的病变，仅分枝杆菌核酸检测阳性者。

（四）肺组织病理学检查阳性肺结核诊断

肺组织病理学检查符合结核病病理改变，肺组织抗酸（荧光）染色或分子杆菌核酸检测阳性。

（五）气管、支气管结核诊断

凡符合下列项目之一者即可诊断。

1. 支气管镜检查镜下改变符合结核病改变及气管、支气管组织病理学检查符合结核病病理改变者。

2. 支气管镜检查镜下改变符合结核病改变及气管、支气管分泌物病原学检查阳性者。

（六）结核性胸膜炎诊断

凡符合下列项目之一者即可诊断。

1. 胸部影像学检查显示与结核性胸膜炎相符的病变及胸腔积液或胸膜病理学检查符合结核病病理改变者。

2. 胸部影像学检查显示与结核性胸膜炎相符的病变及胸腔积液病原学检查阳性者。

注：胸部影像学检查显示与活动性肺结核相符的病变指与原发性肺结核、血行播散性肺结核、继发性肺结核、结核性胸膜炎任一种肺结核病变影像学表现相符。

二、临床诊断病例

结核病病原学或病理学检查阴性，胸部影像学检查显示与活动性肺结核相符的病变，经鉴别诊断排除其他肺部疾病，同时符合下列条件之一者。

1. 伴有咳嗽、咳痰、咯血等肺结核可疑症状者。

2. 结核菌素皮肤试验（TST, C-TST）阳性或γ-干扰素释放试验阳性者。

3. 结核分枝杆菌抗体检查阳性者。

4. 肺外组织病理检查证实为结核病变者。

5. 支气管镜检查镜下改变符合结核病改变者可诊断为气管、支气管结核。

6. 胸腔积液为渗出液、腺苷脱氨酶升高，同时具备结核菌素皮肤试验（TST, C-TST）阳性或γ-干扰素释放试验阳性或结核分枝杆菌抗体检查阳性任一条者，可诊断为结核性胸膜炎。

7. 儿童肺结核临床诊断病例须同时具备以下两条。

（1）结核病病原学或病理学检查阴性，胸部影像学检查显示与活动性肺结核相符的病变且伴有咳嗽、咳痰、咯血、消瘦、发育迟缓等儿童肺结核可疑症状。

（2）具备结核菌素试验（TST，C-TST）阳性或γ-干扰素释放试验阳性任一项。

第二节　肺结核鉴别诊断

一、影像呈浸润表现的肺结核鉴别

影像呈浸润表现的肺结核应与细菌性肺炎、肺真菌病和肺寄生虫病等感染性肺疾病相鉴别。细菌性肺炎常有受凉史，多伴血白细胞升高，抗感染治疗病灶吸收较快；肺真菌病常有长期应用抗生素、免疫抑制剂或患有免疫疾病史，痰真菌培养阳性，血G试验及GM试验阳性，抗感染、抗结核治疗无效，抗真菌治疗有效；肺寄生虫病患者常有在流行地区居住史，食污染食物及饮生水史，痰内或胸腔积液查到虫卵，血清特异性抗体检查有助于诊断。

二、肺结核球鉴别

肺结核球应与周围性肺癌、炎性假瘤、肺错构瘤和肺隔离症等相鉴别。周围性肺癌患者常以咳嗽、胸痛就诊或体检发现病灶，病灶多有分叶、毛刺,多无卫星病灶,患者痰中可找到瘤细胞,经皮肺穿刺活检或经支气管镜肺活检病理检查常能确诊;炎性假瘤是一种病因不明炎性肉芽肿病变,患者以前曾有慢性肺部感染史,抗感染治疗后病灶逐渐缩小;肺错构瘤常为孤立病灶,呈爆米花样阴影;肺隔离症以 20 岁左右的年轻人较多,不伴肺内感染时可长期无症状,病变好发于肺下叶后基底段,以左下肺多见,密度均匀、边缘清楚,很少钙化,血管造影及肺放射性核素扫描可见单独血供,可确诊。

三、血行播散性肺结核鉴别

血行播散性肺结核应与支气管肺泡细胞癌、肺含铁血黄素沉着症和弥漫性肺间质病相鉴别。肺泡细胞癌患者多无结核中毒症状,胸闷、气短症状明显,可以有较多泡沫样痰液,病灶多发生于双肺中下肺野,分布不均匀,痰中检查可查到癌细胞,经皮肺活检、经支气管镜肺活检常能确诊;肺含铁血黄素沉着症患者常有反复咳嗽、咯血及缺铁性贫血症状,有过敏、二尖瓣狭窄、肺出血-肾炎综合征等病史,阴影中下肺野分布较多,患者痰巨噬细胞内发现含铁血黄素颗粒可助诊断,确诊通常依靠经皮肺组织活检或经支气管镜肺活检病理检查;弥漫性肺间质病患者病史较长,进行性呼吸困难,部分患者有粉尘接触史,阴影以中下肺野、内中带较多,患者未并发感染时，多无发热，低氧血症明显，确诊通常需肺活检病理检查。

四、支气管淋巴结结核鉴别

支气管淋巴结结核应与中央型肺癌、淋巴瘤和结节病相鉴别。肺癌患者年龄多在 40 岁以上，患者早期可有刺激性干咳、血痰，多无结核中毒症状；淋巴瘤为淋巴系统的恶性肿瘤，可表现单侧或双侧肺门淋巴结肿大，患者多伴血细胞降低、浅表部位淋巴结肿大；结节病是原因不明的全身性肉芽肿疾病，影像学表现为双侧肺门或纵隔淋巴结肿大，结核菌素试验多为阴性，Kveim 试验阳性，血管紧张素转化酶升高，肾上腺皮质激素治疗有效，以上疾病确诊通常需支气管镜检查或超声内镜检查并病理检查。

五、肺结核空洞鉴别

肺结核空洞应与癌性空洞、肺囊肿和囊性支气管扩张相鉴别。肺癌性空洞洞壁多不规则，空洞内可见结节状突起，空洞周围无卫星灶，空洞增大速度较快；肺囊肿为肺组织先天性异常，多发生在肺上野，并发感染时，空腔内可见液平，周围无卫星灶，未并发感染时可多年无症状，病灶多年无变化；囊性支气管扩张多发生在双肺中下肺野，患者常有咳大量脓痰、咯血病史,薄层 CT 扫描或碘油支气管造影可助诊断。

六、结核性胸膜炎鉴别

结核性胸膜炎应与各种漏出性胸腔积液、癌性胸腔积液和肺炎旁胸腔积液相鉴别。胸腔积液诊断的一项必要工作是鉴别是渗出液(来自侵及胸膜的疾病,或导致血管通透性增加或胸腔淋巴回流减少的疾病)还是漏出液(起因于正常胸膜系统胸内流体静力压和胶体渗透压的紊乱),其鉴别目前仍采用检测胸腔积液及血清乳酸脱氢酶(LDH)和总蛋白。如果符合下列一项或多项标准,胸腔积液可能是渗出性的。

1. 胸腔积液的蛋白 / 血清蛋白比值 > 0.5。

2. 胸腔积液的 LDH/ 血清 LDH 比值 > 0.6。

3. 胸腔积液的 LDH > 2/3 正常血清 LDH 上限。

胸腔积液脂质和胆固醇的测量一般用于怀疑乳糜胸或假性乳糜胸的诊断。当胸腔积液总甘油三酯(TG)> 110mg/dl,胸腔积液 TG/ 血清 TG > 1,胸腔积液胆固醇 / 血清胆固醇 < 1 时,可诊断为乳糜胸。胸腔积液 TG < 50mg/dl 可排除乳糜胸的诊断。心源性胸腔积液、肝性胸腔积液和肾性胸腔积液,临床上积液多为双侧,有原发病病史,无结核中毒症状,胸腔积液密度 1.016,蛋白含量 < 30g/L,通

常为漏出液，原发病好转后胸腔积液很快吸收。肿瘤胸膜转移及胸膜间皮瘤，患者常有剧痛，胸腔积液多为血性，胸腔积液瘤细胞及胸膜活检特别是胸腔镜下直视活检病理检查可助诊断。肺炎旁胸腔积液患者有感染史，抗感染治疗后胸腔积液很快吸收。

七、肺结核与非结核分枝杆菌肺病鉴别

非结核分枝杆菌肺病临床表现酷似肺结核病。多继发于支气管扩张、硅沉着病和肺结核病等慢性肺病，也是人类免疫缺陷病毒（HIV）感染或获得性免疫缺陷综合征（AIDS）的常见并发症。常见临床症状有咳嗽、咳痰、咯血、发热等。胸部 X 线可表现为炎性病灶及单发或多发薄壁空洞，纤维硬结灶、球形病变及胸膜渗出相对少见。病变多累及上叶的尖段和前段。但亦有 20%~50% 的患者无明显症状。痰抗酸染色涂片检查阳性，无法区别结核分枝杆菌与非结核分枝杆菌，只有通过分枝杆菌培养菌型鉴别方可鉴别。其病理组织学基本改变类似于结核病，但非结核分枝杆菌肺病的组织学上改变以类上皮细胞肉芽肿改变多见，无明显干酪样坏死。胶原纤维增生且多呈现玻璃样变，这是与结核病的组织学改变区别的主要特点。

第三节 肺外结核诊断

结核分枝杆菌通过呼吸系统感染而使人患肺结核病,还可以由肺部病变通过血液或淋巴系统播散到人体的各个脏器。发生在肺部以外各部位结核病称为肺外结核。常见肺外结核病有以下几种:淋巴结结核、结核性脑膜炎、肠结核、肾结核、附睾结核、女性生殖结核(包括输卵管、子宫内膜、卵巢结核)、骨关节结核等。

一、淋巴结结核

淋巴结核在肺外结核中最常见,淋巴结结核(tuberculosis of lymph node)是由结核分枝杆菌所致的淋巴结病变,全身淋巴结均可以发生,尤以颈淋巴结结核最常见(80%~90%),也可以发生在枕部、耳前、耳后、颌下、锁骨上淋巴结和纵隔淋巴结等处。淋巴源性和血源性是主要的传播途径。淋巴结核感染初期为淋巴结肿胀,以后蔓延至多个淋巴结,融合、液化、坏死,可以破溃形成瘘管和溃疡。儿童和青少年发病率较高。纵隔淋巴结结核来源于原发综合征型肺结核。

临床表现一般不出现全身症状,较重者可出现低热、盗汗、乏力、食欲缺乏等结核中毒症状。局部表现以右颈和双颈上部多见,也可见于锁骨上窝淋巴结等处。

(一)淋巴结结核分型

1. 结节型 起病缓慢,一侧或双侧一个或数个淋巴结肿大,质较硬,活动,微痛或压痛。

2. 浸润型 明显的淋巴结周围炎,淋巴结明显肿大,自觉疼痛与压痛,与周围组织粘连,移动受限。

3. 脓肿型 肿大淋巴结中心液化,形成脓肿,局部有波动感,继发感染时有明显的红肿热痛。

4. 溃疡型 脓肿自破或切开引流,创口经久不愈,形成溃疡或瘘管。

(二)淋巴结结核诊断依据

1. 结核病中毒症状。

2. 浅表或体内淋巴结肿大。

3. 淋巴结穿刺结核分枝杆菌检查。

4. 淋巴结组织病理学检查。

5. 对暂时不能明确诊断的,诊断性抗结核治疗观察。

二、腹腔结核

(一)结核性腹膜炎

结核性腹膜炎是由结核分枝杆菌引起的一种慢性、弥漫性腹膜感染,多见于青年人,感染方式以直接蔓延、淋巴和血行播散为主,根据病理特点分为渗出型、粘连型、干酪型或者混合型。

多数患者起病缓慢,常有低热、乏力、盗汗、食欲缺乏和消瘦等结核中毒症状和不同程度的腹痛、腹胀、恶心、呕吐、便秘与腹泻,少数可以无症状或急性起病。腹部 B 超可发现腹水、腹膜粘连、增厚,腹腔淋巴结肿大,腹部包块。腹水外观草黄色,白细胞轻-中度增高,大多数病例以淋巴细胞占优势,但在急性期或恶化期可以中性粒细胞占优势;蛋白增高、糖正常;部分患者腹水结核分枝杆菌检查阳性。

根据症状、体征、腹部 B 超检查、腹水检查、TST(C-TST)试验、γ-干扰素释放试验或结核病接触史,必要时抗结核诊断性治疗作出诊断。

(二)肠结核

肠结核是由结核分枝杆菌侵犯肠道引起的慢性特异性感染,在消化系统结核病中最常见,多继发于肺结核。肠结核可以发生于肠的任何部位,回盲部最常见,其次为升结肠、空回肠、横结肠、降结肠、十二指肠、乙状结肠、直肠及肛门周围。感染方式主要为肠源性、血源性和直接蔓延(盆腔结核、肾结核等)。根据病理改变可将肠结核分为溃疡型和增殖型两类。

肠结核起病缓慢,早期症状不明显。增殖型肠结核多无结核中毒症状,溃疡型肠结核也可以有低热、乏力、盗汗、消瘦、贫血等结核中毒症状。腹痛是肠结核最常见的症状，多位于右下腹，其次为脐周；溃疡型肠结核多有持续性腹泻，常与腹痛伴随，每日多次，糊状或水样便，可有黏液或脓血，多无里急后重，也可以腹泻与便秘交替，增殖型肠结核常见便秘、腹胀伴有消化不良等症状。查体示右下腹或脐周疼痛，可触及肿块、索状物或压痛；患者出现肠出血、肠穿孔、肠梗阻或急性腹膜炎等时出现相应的临床表现。

肠结核诊断：结合患者临床表现、X线钡剂造影检查、纤维结肠镜检查、大便结核分枝杆菌检查，必要时抗结核诊断性治疗等作出诊断。

三、骨关节结核

骨关节结核是较常见的肺外结核形式之一，约占肺外结核的 20%。骨关节结核常见部位以脊柱、四肢关节多见。脊柱中又以胸椎和腰椎居多。

本病起病多缓慢，可经历数月或数年。随着病变进展，表现为病变部位疼痛、功能障碍、局部肿胀，脊柱结核还可出现脊柱寒性脓肿。

实验室检查：血沉增快，C反应蛋白增高，结核菌素试验多数阳性。合并肺部结核可能痰涂片阳性，部分患者病变或脓肿结核分枝杆菌培养阳性。

影像学检查：X线检查是诊断骨关节结核的最

重要手段,在病程 4~6 月后可显示骨质破坏。骨关节结核 X 线的典型改变为一般以松质骨为主,骨质破坏与增生共存,关节软骨一般不破坏。死骨是骨关节结核常见的病变。脊柱结核典型病变表现:病椎局部骨质疏松,椎间隙变窄,后凸畸形,椎旁阴影扩大等。

骨关节结核诊断具体如下。

1. 全身表现 如午后低热、盗汗、食欲缺乏、体重减轻等。

2. 局部症状和体征 如疼痛、功能受限、肿胀、寒性脓肿或窦道、后遗症等。

3. 具有结核的影像学特征,如骨质破坏,关节间隙变窄,死骨、椎旁阴影等。

4. 细菌学检查发现结核分枝杆菌。

5. 病变活检发现典型结核病理改变(如郎罕结节)。

其中,具备 4、5 中的任一项即可确诊。

四、结核性脑膜炎

结核性脑膜炎是结核分枝杆菌经血液循环侵入脑内或经其他途径播散至脑内而引起的中枢神经系统结核病。最常侵犯的是脑膜,同时亦可侵犯脑实质、脑动脉、脑神经和脊髓等,临床常见 4 种类型,即浆液型,脑底脑膜炎型,脑膜脑炎型,结核性脑脊髓软、硬脑膜炎。结核性脑膜炎是重症结核病的表现形式之一，是儿童肺外结核病最常见的类型之一。

（一）临床表现

1. 一般结核中毒症状。

2. 神经系统症状

（1）脑膜刺激症状：恶心、呕吐、头痛。

（2）颅神经损害症状：常见面神经、动眼神经，外展神经及舌下神经麻痹。

（3）脑实质受损症状：常见偏瘫、失语、肢体异常运动、舞蹈样表现等，以及少见的尿崩症，肥胖，脑性失盐综合征等表现。

（4）颅压增高：表现为头痛、呕吐、肌张力增高、惊厥、意识障碍等，以及出现脑疝危象。

（5）脊髓障碍症状：表现为脊神经受刺激出现根性疼痛，以及截瘫、大小便失禁或潴留等。

（二）结核性脑膜炎诊断

根据患者临床表现、体征、脑脊液检查、脑部、胸部影像学表现、PPD 试验、C-TST 及 γ 干扰素释放试验等，必要时抗结核诊断性治疗作出诊断。临床上需要与细菌性脑膜炎、病毒性脑膜炎、真菌性脑膜炎等鉴别。

1. 脑脊液常规及生化检查

（1）腰穿测压多增高（卧位达 200mmHg 以上为不正常）。

（2）脑脊液外观可微混，为毛玻璃样或无色透明，病情严重者为黄色。

（3）白细胞轻‐中度增高，以淋巴细胞占优势，但在急性期或恶化期可以是中性粒细胞占优势。

（4）蛋白增高至 100~200mg/dl，椎管阻塞者，蛋白含量高达 1 000mg/dl 以上。

（5）糖往往低于 2.5mmol/L，氯化物可降低至700mg/dl 以下，糖和氯化物同时降低是结脑的典型改变。

2. 影像学检查　胸部 X 线检查可发现原发性肺结核或急性血行播散型肺结核征象。脑 CT 检查，最常见异常为脑积水，其次为脑梗死、脑水肿、结核瘤、钙化灶及硬膜下积液。

3. 结核分枝杆菌检测　脑脊液结核分枝杆菌涂片和培养可阳性。

五、其他

除了以上常见的肺外结核以外，还有结核性心包炎、泌尿系结核、妇科结核及盆腔结核、皮肤结核等，每一种结核均具有相应的症状、体征、影像学表现及实验室检查，可根据相应的表现进一步检查以明确诊断。

第六章　结核病的治疗与管理

划重点啦~

抗结核治疗是防控结核病的重要措施,治疗过程分强化治疗期和继续治疗期。遵从早期、联合、规律、适量、全程原则,绝大部分患者可以治愈。单药使用、剂量不足、未完成疗程及间断治疗,易发生耐药。

第一节　抗结核治疗方法

一、治疗原则

抗结核治疗遵循"早期、联合、适量、规律、全程"的原则。

1. 早期　结核病的早期病变没有或很少干酪样坏死,为可逆性病变,治疗后可以完全吸收,在早期病变中的结核分枝杆菌生长繁殖活跃,生长繁殖越活跃的结核分枝杆菌,抗结核药物的抗菌作用越强,治疗越早,疗效越好。

2. 联合 抗结核药物的抑菌、杀菌作用机制各不相同,联合用药可以发挥药物的协同作用,增强疗效,可延缓和减少耐药性产生。

3. 适量 抗结核药物用量过低,治疗效果差,易产生耐药;用量过大,不良反应增多。根据药物的药效学研究,剂量应适量,即使药物发挥最强抗菌作用,取得良好效果,不良反应发生也最少。

4. 规律 规律用药的含义包括患者使用医生规定的药物、规定的用量、规定的次数、规定的疗程时间(月数),未经医生允许,不得随意改动。规律用药可以减少耐药,提高疗效,减少复发,是保证化疗成功的关键,只有严格实施督导化疗才能确保患者规律用药和治疗。

5. 全程 又名全疗程,是指患者必须完成医生规定的疗程,不能任意缩短疗程,也不能任意延长疗程,增加用药时间。

二、治疗分类

结核病的治疗分类可根据患者是否对利福平耐药分为利福平敏感结核病和利福平耐药结核病。利福平敏感结核病按照初治敏感或者复治敏感结核病治疗,利福平耐药结核病分为短程治疗方案和长程治疗方案。

三、药物分组

(一)利福平敏感结核病

利福平敏感结核病治疗常用抗结核药品包括异烟肼(INH)、利福平(RFP)、吡嗪酰胺(PZA)、乙胺丁醇(EMB)等,年龄较大、不能耐受利福平可选择利福喷丁(RFT)、链霉素(SM),不能耐受异烟肼可选择对氨基水杨酸异烟肼片(PA),常用抗结核散装药药物剂量见表6-1。

表6-1 常用抗结核药物每日剂量

药名	成人/g		儿童(mg/kg^{-1})
	< 50kg	≥ 50kg	
异烟肼	0.30	0.30	10~15
利福平	0.45	0.60	10~20
吡嗪酰胺	1.50	1.50	30~40
乙胺丁醇	0.75	1.00	15~25
链霉素	0.75	0.75	20~30
对氨基水杨酸异烟肼片	0.9	1.0	

注:利福喷丁, < 50kg 推荐剂量为 0.45g, ≥ 50kg 推荐剂量为 0.6g, 每周 2 次用药。目前无儿童用药剂量。婴幼儿及无反应能力者因不能主诉及配合检查视力,慎用乙胺丁醇。

为降低耐药发生率，抗结核固定剂量复合制剂推荐每日服药方案。根据《中国结核病预防控制工作技术规范（2020年版）》的要求，结合我国目前已上市的品种，抗结核治疗强化期使用HRZE组合四联固定剂量复合制剂；继续期使用HR组合二联固定剂量复合制剂。

（二）利福平和异烟肼敏感或耐药状况未知肺结核

治疗方案：2HRZE/4HR

1. 强化期治疗　使用HREZ四联固定剂量复合制剂，每日1次，连续服用2个月，用药60次。根据患者的体重确定每次药品用量（片数），见表6-2。

表6-2　抗结核药品固定剂量复合制剂（FDC）四联方的组合、规格和用量

组合	规格	用量			
		30~ <38kg	38~ <55kg	55~ <71kg	≥71kg
INH+RFP+ PZA+EMB	H 75mg+R 150mg +Z 400mg +E 275mg	2片/ d	3片/ d	4片/ d	5片/ d
INH+RFP+ PZA+EMB	H 37.5mg+R 75mg +Z 200mg +E 137.5mg	4片/ d	6片/ d	8片/ d	10片/ d

注：异烟肼=I/VH，简写为H；利福平=RFP，简写为R；吡嗪酰胺=PZA，简写为Z；乙胺丁醇=EMB，简写为E。

2. 继续期治疗　使用 HR 两联方固定剂量复合制剂，每日 1 次，连续服用 4 个月，用药 120 次。可选择使用 3 种规格，根据患者的体重确定每次药品用量（片数），见表6-3。

表6-3　抗结核药品固定剂量复合制剂（FDC）二联方的剂型、规格和用量

组合	规格	用量	
		< 50kg	≥ 50kg
INH+RFP	H 150mg+R 300mg	—	2 片 /d
	H 100mg+R 150mg	3 片 /d	—
	H 75mg+R 150mg	—	4 片 /d

注：异烟肼 =INH，简写为 H；利福平 =RFP，简写为 R。涂阳肺结核如患者治疗到 2 个月末痰菌检查仍为阳性，则应延长 1 个月的强化期治疗，继续期化疗方案不变，方案为 3HRZE/4HR。

（三）利福平耐药结核病

根据有效性与安全性，将长程方案中使用的抗结核药物划分为 A、B、C 三组（表6-4）。短程治疗方案见表6-5。

四、治疗方案

（一）对利福平和异烟肼敏感或耐药状况未知肺结核患者

治疗方案：2H-R-Z-E/4H-R。

表6-4 利福平耐药长程治疗方案药物剂量表

组别	药物（缩写）	剂量（体重分级）			最大剂量/（mg·d⁻¹）
		<50kg/（mg·d⁻¹）	≥50kg/（mg·d⁻¹）		
A组	左氧氟沙星（Lfx）/莫西沙星（Mfx）[1]	400~750/400	500~1 000/400		1 000/400
	贝达喹啉（Bdq）	前2周400mg/d；之后200mg每周3次（周一、三、五），用药22周			400
	利奈唑胺（Lzd）	300	300~600		600
B组	氯法齐明（Cfz）	100	100		100
	环丝氨酸（Cs）	500	750		750
C组	乙胺丁醇（E）	750	1 000		1 500
	德拉马尼（Dlm）		100mg 每日2次		1 500
	吡嗪酰胺（Z）	1 500	1 750		2 000

续表

组别	药物（缩写）	剂量（体重分级）		最大剂量/（mg·d⁻¹）
		<50kg/（mg·d⁻¹）	≥50kg/（mg·d⁻¹）	
C组	亚胺培南-西司他汀（Ipm-Cln）²		1 000mg 每日 2 次	
	美罗培南（Mpm）²		1 000mg 每日 2 次	
	阿米卡星（Am）	400	400~600	800
	链霉素（S）	750	750	750
	卷曲霉素（Cm）³	750	750	750
	丙硫异烟胺（Pto）	600	600~800	800
	对氨基水杨酸（PAS）	8 000	10 000	12 000

注：1. 左氧氟沙星与莫西沙星为同一类药物，组成方案时只能选择一种。

2. 亚胺培南-西司他汀或美罗培南应与阿莫西林/克拉维酸（Amx-Clv）（125mg 每日 2 次）合用，视为一种药物。

3. 卷曲霉素作为可选的药物。

表6-5 利福平耐药短程治疗方案药物剂量表

药品名称	剂量（体重分级）		
	＜30kg	30~50kg	＞50kg
左氧氟沙星（Lfx）	500mg	750mg	1 000mg
莫西沙星（Mfx）	400mg	600mg	800mg
氯法齐明（Cfz）	50mg	100mg	100mg
乙胺丁醇（E）	750mg	750mg	1 000mg
吡嗪酰胺（Z）	1 000mg	1 500mg	2 000mg
异烟肼（高剂量）（H）	300mg	400mg	600mg
丙硫异烟胺（Pto）	300mg	500mg	700mg
阿米卡星（Am）	400mg	400~600mg	600~800mg
贝达喹啉（Bdq）	前2周200mg/d；之后100mg每周3次（周一、三、五），用药22周	前2周400mg/d；之后200mg每周3次（周一、三、五），用药22周	

推荐使用抗结核药品FDC。

1. 强化期治疗　使用 H-R-E-Z 四联抗结核药品 FDC，每日1次，连续服用2个月，共计用药60次。根据患者的体重确定每次药品用量（片数），见表6-6。

表6-6　四联抗结核药品固定剂量复合制剂的规格及用量

规格	患者体质量			
	30~ < 38kg	38~ < 55kg	55~ < 71kg	≥ 71kg
H 75mg+ R 150mg+ Z 400mg+ E 275mg	2 片 /d	3 片 /d	4 片 /d	5 片 /d
H 37.5mg+ R 75mg+ Z 200mg+ E 137.5mg	4 片 /d	6 片 /d	8 片 /d	10 片 /d

注：病原学阳性患者治疗到2个月末痰菌检查仍为阳性，则应延长一个月的强化期治疗，继续期化疗方案不变，第三个月末增加一次查痰。H：异烟肼；R：利福平；Z：吡嗪酰胺；E：盐酸乙胺丁醇。

2. 继续期治疗　使用 H-R 二联抗结核药品 FDC，每日1次，连续服用4个月，共计用药120次。可选择使用3种FDC规格，根据患者的体质量确定每次药品用量（片数），见表6-7。

表 6-7 二联抗结核药品固定剂量复合制剂的规格及用量

规格	体质量	
	< 50kg	≥ 50kg
H 150mg+R 300mg	–	2 片 /d
H 100mg+R 150mg	3 片 /d	–
H 75mg+R 150mg	–	4 片 /d

注：涂阳肺结核如患者治疗至 2 个月末痰菌检查仍为阳性，则应延长 1 个月的强化期治疗，继续期化疗方案不变；化疗方案为 3H-R-Z-E/4H-R。H：异烟肼；R：利福平；Z：吡嗪酰胺；E：盐酸乙胺丁醇。

（二）结核性胸膜炎

治疗方案：2H-R-Z-E/7H-R-E。

推荐使用抗结核药品 FDC。

1. 强化期　四联抗结核药品 FDC，每日 1 次，连续服用 2 个月，共计用药 60 次。用量：按照四联抗结核药品 FDC 的规格和用量（表 6-2）。

2. 继续期　二联抗结核药品 FDC 加上乙胺丁醇，每日 1 次，连续服用 7 个月，共计用药 210 次。重症患者（如结核性脓胸、包裹性胸腔积液，以及并发其他部位结核等）继续期适当延长 3 个月，治疗方案为 2H-R-Z-E/10H-R-E。用药剂量按照二联抗结核药品 FDC 的规格和用量（表 6-3），加上乙胺丁醇。患者体质量 < 50kg，乙胺丁醇用量为 0.75g/d；体质量 ≥ 50kg，乙胺丁醇用量为 1.0g/d。

（三）其他类型肺结核或并发疾病患者

适用于：①血行播散性肺结核、气管支气管结核、淋巴结核患者；②肺结核并发糖尿病和硅沉着病等患者；③肺结核并发肺外结核患者。

治疗方案：2H-R-Z-E/10H-R+E。

推荐使用抗结核药品 FDC。

强化期使用 H-R-Z-E 4 联抗结核药品 FDC 治疗 2 个月，继续期使用 H-R 二联抗结核药品 FDC+E 治疗 10 个月。药品用量和用法同结核性胸膜炎。

（四）异烟肼单耐药肺结核治疗

治疗方案：6-9RZELfx。

注：已知或怀疑左氧氟沙星（Lfx）耐药的患者，方案为 6-9RZE。

（五）利福平耐药结核病治疗方案

治疗方案分长程治疗方案和短程治疗方案，如患者适合短程治疗方案，优先选择短程治疗方案。

1. 长程治疗方案　是指至少由 4 种有效抗结核药物组成的 18~20 个月治疗方案，分为推荐治疗方案或个体化治疗方案。

（1）治疗方案制定原则

1）方案包括所有 A 组药物和至少 1 种 B 组药物；当 A 组药物只能选用 1~2 种时，则选择所有 B 组药物；当 A 组和 B 组药物不能组成方案时可以添加 C 组药物。

2）综合考虑患者的既往用药史和药敏试验结

果。利福平、异烟肼、氟喹诺酮类以及二线注射剂药敏结果相对可靠，乙胺丁醇、链霉素和其他二线药物敏感性试验的可靠性相对不高，要根据患者的既往用药史、治疗效果等情况制定方案。

3）口服药物优先于注射剂。

4）考虑群体耐药性水平、药物耐受性以及潜在的药物间相互作用。

5）主动监测和合理处理药品不良反应，减少治疗中断的危险性。

（2）推荐治疗方案：以下为推荐治疗方案，如不能适用推荐的治疗方案，可根据上述治疗方案原则，制定个体化治疗方案。

1）氟喹诺酮类敏感。推荐治疗方案：6 Lfx（Mfx）Bdq Lzd Cs Cfz/12 Lfx（Mfx）Cfz Lzd Cs。

在不能获得 Bdq、Lzd 药物，且二线注射剂敏感的情况下，如果患者不接受短程治疗方案，可推荐治疗方案：6 Lfx（Mfx）Cfz Cs Am（Cm）Z（E，Pto）/-14Lfx（Mfx）Cfz Cs_Z（E，Pto）。当 A 和 B 组不能组成有效方案、选择 C 组药物时，强化期治疗方案至少由 5 种药物组成。

2）氟喹诺酮类耐药。推荐治疗方案：6 Bdq Lzd Cfz Cs Pto/14 Lzd Cfz Cs Pto。

注：若不具备氟喹诺酮类快速药敏检测能力，采用固体或液体培养需要等待 2 个月左右时间，可以先按 2 Lfx（Mfx）Bdq Lzd Cfz Cs 方案进行治疗。

获取药敏结果后，若氟喹诺酮类敏感，调整为 4 Lfx（Mfx）Bdq Lzd（Cs）Cfz/12 Lfx（Mfx）Cfz Lzd（Cs）方案；若氟喹诺酮类耐药，则调整为 4 Bdq Lzd Cfz Cs/14 Lzd Cfz Cs 方案。

2. 短程治疗方案

（1）治疗方案。推荐治疗方案：4~6Bdq（Am）Lfx（Mfx）Pto Cfz Z H（高剂量）E/5 Lfx（Mfx）Cfz Z E。

Bdq 需要使用 6 个月。治疗分强化期和继续期，如果治疗 4 个月末痰培养阳性，强化期可延长到 6 个月；如果治疗 6 个月末痰培养阳性，判定为失败，转入个体治疗方案进行治疗。

（2）适用人群：未接受或接受短程治疗方案中的二线药物治疗不超过 1 个月，并且对氟喹诺酮类敏感的利福平耐药患者（使用 Am 治疗的患者应同时对二线注射药物敏感），同时排除以下患者。

1）对短程方案中的任何药物不能耐受或存在药物毒性风险（如药物间的相互作用）。

2）妊娠。

3）血行播散性结核病、脑膜或中枢神经系统结核病，或合并 HIV 的肺外结核病。

五、治疗方案的调整

患者在抗结核治疗过程中，发生严重药品不良反应而不能继续治疗者（或治疗前因脏器功能障碍，不能耐受抗结核药品治疗者），需及时进行治疗方案的调整。

（一）治疗方案调整指征

1. 头痛、末梢神经炎，症状轻但经对症治疗不好转；症状较重或服药过程中出现癫痫精神症状时，停用异烟肼。

2. 丙氨酸转移酶升高，超过 3 倍 ULN 时，应及时停用全部抗结核药品，待肝功能恢复后，调整方案或重新治疗。

3. 出现严重过敏反应，如过敏性休克、喉头水肿、气道阻塞、疱性皮炎等，应及时停用全部抗结核药品，立即住院治疗，调换抗结核药品。

4. 胃肠道反应，可将药品分次服用及给予对症治疗，仍不缓解或严重反应者，应停用相关抗结核药品并更改治疗方案。

5. 出现视力损害症状应进行眼科检查，若确定为乙胺丁醇引起的视力损害，应及时更换。

6. 出现关节疼痛，经对症治疗未见好转者或症状严重者，停用吡嗪酰胺。

（二）抗结核药品治疗方案调整的原则

1. 保证调整后治疗方案的有效性，耐药结核病需有 3~4 种有效或者可能有效的药品。

2. 敏感结核病的药物调整，应在一线抗结核药品范围内进行调整，尽量避免使用二线抗结核药品。

3. 新调整方案的疗程应根据结核病治疗原则

及疗效确定。

（三）治疗方案调整的方法

1. 不能使用异烟肼的患者。异烟肼诱发癫痫发作或产生严重的肝损伤等，应及时调换抗结核治疗药品，如可用链霉素（S）或乙胺丁醇替换进行治疗。可将方案 2H-R-Z-E/4H-R 调整为 2S-R-Z-E/6R-E；若不能用链霉素进行替换时，可用 9R-Z-E 方案治疗（9 个月疗程方案）；不能用链霉素的患者，可用左氧氟沙星替代异烟肼进行治疗。

2. 不能使用利福平的患者，可用链霉素或乙胺丁醇等药品替代。如可将方案 2H-R-Z-E/4H-R 调整为 2S-H-Z-E/6H-E，不能用链霉素的患者，可用左氧氟沙星替代利福平。

3. 不能使用吡嗪酰胺的患者调整方案时可改为 9 个月的化疗方案，即 2H-R-Z-E/4H-R 调整为 9R-H-E。

4. 不能使用乙胺丁醇的患者，可采用链霉素替代，如可将方案 2H-R-Z-E/4H-R 调整为 2H-R-Z-S/4H-R。

5. 耐药结核病的调整根据耐药结核病的治疗原则或者个体化治疗方案。

六、疗效观察

(一)症状是否改善

多数肺结核患者抗结核治疗后 2 周内体温逐渐恢复正常,咳嗽、咳痰等症状逐渐缓解。如经有效的抗结核治疗,患者症状不缓解或加重,应鉴别除外是否合并有其他肺部疾患或者存在耐药结核病可能。

(二)实验室指标改善

病原学阳性肺结核经抗结核治疗,2 个月末痰结核分枝杆菌应阴转。

(三)胸部 X 线

抗结核治疗强化期末及治疗结束,结核病灶应部分或完全吸收。抗结核药物中利福平具有抗结核感染和抗其他细菌感染的双重作用,如果抗结核治疗 1 个月内病灶完全吸收,则应鉴别排除非结核感染疾病。

七、疗效判定

当患者停止治疗,要进行治疗转归评价。以痰涂片或痰培养检查作为肺结核患者治疗转归判定的主要依据。

(一)利福平敏感结核

1. 治愈 病原学阳性患者完成规定的疗程,在治疗最后 1 个月月末,以及上一次的涂片或培养结果为阴性。

2. 完成治疗　病原学阴性患者完成规定的疗程,疗程末痰涂片或培养结果阴性或未痰检。病原学阳性患者完成规定的疗程,疗程结束时无痰检结果,但在最近一次痰涂片或培养结果为阴性。

成功治疗:包括治愈和完成治疗。

3. 治疗失败　痰涂片或培养在治疗的第5个月末或疗程结束时的结果为阳性。

4. 死亡　在开始治疗之前或在治疗过程中由于任何原因死亡。

5. 失访　没有开始治疗或治疗中断连续2个月或以上。

6. 其他　除去以上5类之外的转归。

对于因"不良反应"而停止抗结核治疗的患者,其治疗转归要归为失访;对于因"诊断变更或转入利福平耐药治疗"而停止治疗的患者,则不进行治疗转归分析,要从转归队列中剔除,其中"转入利福平耐药治疗"的患者,要分析其耐药治疗转归。

(二)利福平耐药结核治疗转归

以痰培养检查作为利福平耐药肺结核患者治疗转归判定的主要依据,其判断标准为:

1. 治愈　完成规定的疗程,无证据显示治疗失败,而且强化期后最少连续3次痰培养阴性,每次至少间隔30天。

2. 完成治疗　完成规定的疗程,无证据显示治疗失败，但强化期后没有达到连续 3 次痰培养阴性，每次至少间隔 30 天。

成功治疗：包括治愈和完成治疗。

3. 治疗失败　出现下列任一原因，治疗终止或治疗方案需要更换至少 2 种抗结核药物。

（1）强化期结束时未出现痰菌阴转。

（2）痰菌阴转后继续期阳转。

（3）对氟喹诺酮类药物或二线抗结核药物注射剂耐药。

（4）药物不良反应。

痰菌阴转：指两次连续痰培养结果为阴性（每次间隔至少 30 天），阴转日期为第一次阴性培养结果的痰标本采集日期。

痰菌阳转：指在最初痰菌阴转后，连续 2 次痰培养结果为阳性（每次间隔至少 30 天），阳转日期为第一次阳性培养结果的痰标本采集日期。

4. 死亡　治疗过程中由于任何原因死亡。

5. 失访　治疗中断连续 2 个月或以上。

6. 未评估　未登记治疗转归。

第二节　抗结核常见不良反应处理

药品不良反应是指合格药品在正常用法用量下出现的与用药目的无关的或意外的有害反应，及时发现正确处理抗结核药品不良反应是治愈结核病患者重要保障。

一、常见抗结核药品不良反应临床表现

(一)胃肠道反应

所有药品均可引起消化道反应,消化道反应多见于利福平、丙硫异烟胺、对氨基水杨酸(钠)、吡嗪酰胺、乙胺丁醇。

应排除因肝损害所致的恶心、呕吐,胸口烧灼感,腹胀、腹痛和腹泻。一般症状较轻,个别患者可发生胃炎、胃溃疡及出血。

(二)肝损害

引起肝损害的主要药品有利福平、异烟肼、吡嗪酰胺、对氨基水杨酸、丙硫异烟胺、卷曲霉素、阿米卡星、乙胺丁醇和氟喹诺酮类药。

连续2次检测谷丙转氨酶(ALT)> 40U/L(正常值上限),和/或血清总胆红素(TBil)> 19μmol/L(正常值上限)可定义为肝损害。70%~80%发生在用药后2个月内,可表现为乏力、食欲减退、恶心、呕吐、上腹不适、胀痛、压痛、尿色加深,如伴有黄疸可有皮肤、巩膜黄染。肝功能检查异常。

(三)肾脏损害

引起肾脏损害的主要药品有链霉素、阿米卡星、卷曲霉素。

主要损伤肾小管引起蛋白尿、管型和血尿。严重者出现氮质血症,甚至肾衰竭。

(四)神经精神系统损害

1. 听神经损害　主要药品有链霉素、阿米卡星、卷曲霉素。

临床表现为眩晕、恶心、呕吐、平衡失调、步态不稳等,双耳或单耳听力减退,随之出现耳聋。

2. 视神经损害　主要药品有乙胺丁醇。

临床早期表现包括眼部不适、异物感、疲劳、畏光、流泪等,视力下降不明显。中央纤维受损,表现为视力下降、中心暗点、绿色视觉丧失,有时红色视觉也受影响。周围纤维受损,表现为视野缺损。视网膜炎表现为视力下降、黄斑病变、视网膜下出血。

3. 外周神经炎　主要药品有异烟肼、乙胺丁醇、环丝氨酸、利奈唑胺、链霉素、阿米卡星、卷曲霉素、丙硫异烟胺、氟喹诺酮类药。

临床表现为肢体末端感觉异常、麻木,继而出现刺痛、烧灼感,常为双侧对称。

4. 中枢神经损害　主要药品有环丝氨酸、氟喹诺酮类、丙硫异烟胺。

临床表现为记忆力下降、失眠、头痛头晕、兴奋或抑郁、诱发癫痫发作。

5. 精神症状　主要药品有环丝氨酸、氟喹诺酮类、丙硫异烟胺。

表现为幻视、幻听、失眠、猜疑或表现为抑郁

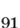

症,可有自杀倾向。

6. 神经肌肉接头损伤 主要药品有阿米卡星、卷曲霉素。

表现为肌肉麻痹症状,重者可致呼吸麻痹。多见于肌肉营养不良者。

(五)超敏反应

各种抗结核药品均可引起超敏反应。

临床表现如下:

1. Ⅰ型超敏反应(速发型)表现为过敏性休克、哮喘、血管性水肿、皮疹、腹泻等。主要药品为链霉素、氟喹诺酮类。

2. Ⅱ型反应(细胞毒型)表现为血液方面改变,血小板减少,白细胞减少,贫血等。主要药品为对氨基水杨酸。

3. Ⅲ型反应(免疫复合物型)表现为血清病样反应,发热、关节痛、荨麻疹、淋巴结肿大、嗜酸细胞增多等。主要药品为对氨基水杨酸。

4. Ⅳ型反应(迟发型)表现为皮肤痒、丘疹等。各种抗结核药均可发生。

(六)血液系统损害

引起血液系统损害的主要药品有利福平、丙硫异烟胺、对氨基水杨酸。

临床表现为粒细胞减少,贫血,血小板减少,出、凝血时间和凝血酶原时间延长。

(七)骨关节损害

引起骨关节损害的主要药品有氟喹诺酮类、吡嗪酰胺。

氟喹诺酮类主要影响儿童软骨发育，引起骨关节损害。吡嗪酰胺影响尿酸排泄造成高尿酸血症，可出现痛风样关节痛和/或功能障碍。

(八)内分泌及电解质紊乱等

卷曲霉素、阿米卡星可致电解质紊乱，可引起血钾、钙降低，表现为全身乏力、腹胀、心悸。丙硫异烟胺、对氨基水杨酸可引起甲状腺功能降低，可致甲状腺增生肥大。吡嗪酰胺、氟喹诺酮类可致糖代谢异常，血糖不稳定。氟喹诺酮类引起心血管系统不良反应，导致 QT 间期延长（表6-8）。

表6-8　常见不良反应的表现和引起可能抗结核药物

不良反应	可疑药品
胃肠反应	利福平、吡嗪酰胺，乙胺丁醇，丙硫异烟胺，对氨基水杨酸钠
电解质紊乱	常见卷曲霉素
肝脏毒性	利福平、异烟肼、吡嗪酰胺，丙硫异烟胺，对氨基水杨酸钠，氟喹诺酮类
耳毒性和前庭功能障碍	卡那霉素，阿米卡星，卷曲霉素
肾脏毒性	阿米卡星，卷曲霉素
关节痛或肌肉痛	吡嗪酰胺，氟喹诺酮类

续表

不良反应	可疑药品
血液系统损害	利福平、氟喹诺酮类、利奈唑胺
惊厥	环丝氨酸，氟喹诺酮类
外周神经炎	异烟肼、环丝氨酸，氟喹诺酮类
视神经炎	乙胺丁醇
精神症状	异烟肼、环丝氨酸，氟喹诺酮类，丙硫异烟胺
甲状腺功能紊乱	对氨基水杨酸钠，丙硫异烟胺
过敏反应	利福平、对氨基水杨酸钠等

二、常见抗结核药品不良反应处理

（一）恶心、呕吐

恶心、呕吐是抗结核药品引起的常见胃肠反应，多数结核病患者在治疗过程中会出现此症状，一般不需要停止治疗。

处理方法如下：

1. 轻微的恶心、呕吐，且肝功能正常的情况，可采取改变用药方法，如服药前少量进食，以继续观察的方式处理。

2. 症状加重或恶心、呕吐不可控制者，首先排除是否为高颅压所致，同时监测肝功能，要考虑到抗结核药物引发肝损害的可能性。如肝功能正常，可根据患者具体情况（体重、年龄、有无低蛋白血症、贫血等），在不影响疗效的情况下适当调整可疑药物的剂量，同时给予止吐药或中药对症治疗。另外应注意维持水盐平衡，及时补液。

3. 如怀疑患者患有胃炎、胃溃疡或患者出现呕血症状时，应立即停用抗结核药品，并采取相应治疗措施，如抗酸药的应用，必要时应住院治疗。

（二）腹泻

腹泻是指频繁的肠道蠕动导致的水泻，也是抗结核药物的不良反应之一，应注意观察粪便是否为水样、每日几次，要避免对发热或血便的患者使用肠蠕动抑制剂。

处理方法如下：

1. 进行大便常规、便潜血、便革兰氏染色涂片、菌丝及血电解质等检查，确定是否与不洁饮食相关（如便红、白细胞增多或有脓细胞等）。

2. 注意有无合并消化道出血（如便潜血阳性）。

3. 排除菌群失调（如便中细菌球杆比例失调并有菌丝或便中细菌量明显减少等）。

4. 如以上检查正常，可疑药品常见有利福类或对氨基水杨酸类，可暂停使用相关药品，根据患者脱水情况，酌情给予补液。待腹泻缓解后，可调整所用药品剂型、用药途径和给药方法（如将利福平改为利福喷丁并饭后服用、每周2次，对氨基水杨酸改为静脉缓慢滴注等）。

（三）药物性肝损伤

轻微肝损伤是严重肝损伤的早期表现，因此须重视早期肝损伤的临床表现，如恶心、呕吐、乏力、腹胀、肝区不适和头晕等，特别在强化期由于用药多且剂量大，发生肝损害概率高于继续期，因此患者如有可疑症状要随时检测肝功能，尤其是高危人群（如乙肝病毒携带者、低蛋白血症或贫血等），必要时增加肝功能监测的频率。

处理原则如下：

1. 肝功能异常　单项 ALT < 80U/L，加强保肝治疗的同时，排除肝脏基础疾病、感冒或额外服用其他所致肝损害的药品（如红霉素、乙酰氨基酚等）。密切监测肝功能。

2. 如 ALT 继续升高 ≥ 80U/L，胆红素也同时升高，则停用引起肝损害的可疑药品如一线抗结核药吡嗪酰胺和利福平（后者引起肝损害的概率较前者小，多见利福平过敏所致），增加静脉保肝药，如还原型谷胱甘肽、口服硫普罗宁片和茵栀黄口服液等，嘱患者注意休息，避免进食油腻食物，短期（5~7 天）内复查肝功能。

3. 如仍无改善或好转不明显，则停用所有引起肝损伤的抗结核药品，继续保肝治疗，必要时住院治疗。

4. 待肝功能恢复正常后，逐步增加安全有效并适合该患者的抗结核药品，组成新的有效方案并定期复查肝功能。

5. 患者病情较重，不允许停用抗结核药时，如发生抗结核药物所致肝损害，应住院治疗。可在强有力的保肝治疗和密切监测肝功能的同时使用引起肝损害相对小的抗结核药品，如乙胺丁醇、氨基糖苷类、氟喹诺酮类等，可局部用药者可增加局部给药，如胸腔内注药等。

（四）肾损伤

在服抗结核药物前应常规检查肾功能和尿常规，这两项检查指标正常的情况下可使用抗结核药品，一般口服的一线和二线抗结核药物极少引起患者的肾功能损害，除非对利福平严重过敏者。儿童不建议应用氨基糖苷类和卷曲霉素，此二类药物可引起肾功能损害，如蛋白尿、管型和血尿，严重者出现氮质血症，全身水肿、少尿（少于 0.5ml/kg/h 或者 17ml/h）、肾衰竭。

处理原则如下：

1. 立即停用可疑引起肾损伤的抗结核药物，如：氨基糖苷类、卷曲霉素或利福平。同时排除其他引起肾损伤的原因（如糖尿病、脱水、充血性心衰、尿道梗阻、泌尿系感染、其他药品如磺胺类药品和利尿剂等）。

2. 给予适量补液，加速体内残余药品的排泄，要注意出入量的平衡。

3. 在随后的抗结核治疗中，要密切观察患者的肾功能和尿常规，避免再次应用引起肾损伤的药品。

4. 肾功能损害严重者，如少尿、全身水肿、乏力、恶心等，应立即住院治疗，监测血中尿素氮、肌酐水平，对尿常规及尿沉渣进行分析，并采取相应治疗措施。

5. 如正在使用的药物对肾功能无损害，但主要经过肾脏排泄，如乙胺丁醇和氟喹诺酮类，应适当减量。

（五）血液系统异常

利福类、氟喹诺酮类和氨基糖苷类等均可以引起外周血白细胞计数或血小板减少，但发生率一般较低，多数为轻者，临床上可全无症状，或有乏力、皮下出血点等症状，停药后可很快恢复。利奈唑胺可引起严重的血液系统损伤，表现为白细胞减少、血小板和血红蛋白降低；个别重者白细胞可低于 $2.0 \times 10^9/L$，或血小板可降至 $50 \times 10^9/L$ 以下，甚至为 0，如抢救不及时可导致死亡。

处理方法如下：

1. 白细胞大于 $3.0 \times 10^9/L$、血小板正常者，可在应用口服生白药（利血生等）的同时，继续原方案治疗，但要密切观察血常规的变化。

2. 白细胞小于 $3.0 \times 10^9/L$、血小板较前明显降低（如从正常降至 $50 \times 10^9/L \sim 70 \times 10^9/L$）时，须谨慎处理，应立即停用利福类、氟喹诺酮类和利奈唑胺等药品，给予生白药、维生素等辅助治疗，动态观察血常规,必要时应用粒细胞刺激因子和输血治疗。

(六)过敏反应

各种抗结核药品均可引起变态反应。不同药品、不同体质,临床表现各异。如轻者为不同类型的皮疹,重者为药物热或过敏性休克等。

临床处理方法如下。

1. 轻者,可给予对症、抗过敏治疗,避免食用易引起过敏性的食物(如水产品等)。如未见好转,应停用可疑药品,注意观察病情变化,一般在停用致敏抗结核药后症状、体征逐渐消失。

2. 重者,如出现过敏性休克、疱性皮炎、血小板严重减少、药物热等,应立即停用所有药品。给予肾上腺素、糖皮质激素和补液等住院抢救治疗。

3. 重新开始化疗时,一定待皮疹完全消退、各脏器功能恢复正常后再逐一试药。应从产生不良反应可能性小的药品或该患者未曾使用过的抗结核药品中,小剂量应用,在密切观察下逐一增加剂量。怀疑利福平引起的过敏反应恢复后,不建议再使用利福平,避免再次引起严重不良反应的发生。

(七)低钾血症

低钾血症是指血钾水平低于正常(< 3.5mmol/L)时的临床表现。低钾血症可以与其他电解质紊乱,如低镁血症相关。持续的呕吐和腹泻是低钾血症的常见病因。一些抗结核药品,特别是氨基糖苷类和卷曲霉素,会导致肾流失过多的钾和镁。

处理方法如下：

1. 因低钾血症可危及患者生命，建议患者接受治疗时，应经常检测血钾水平。轻度低钾血症时（3.3~3.5mmol/L）临床症状和体征不明显，或有心慌、乏力等症状。可给予门冬氨酸钾镁预防性治疗，并注意寻找病因，治疗呕吐和腹泻，密切监测血钾。

2. 如血钾水平低于 3.3mmol/L，口服氯化钾等无效，并继续发展时，应静脉补钾（必要时适量补镁）并住院治疗，同时针对病因治疗，继续监测血钾。

（八）神经系统损害

1. 视神经损害　乙胺丁醇引起球后视神经炎，可能与用药后锌离子（Zn^{2+}）和钙离子（Ca^{2+}）离子排泄过多有关。早期表现为眼睛不适、异物感、疲劳、视物模糊、眼睛疼痛、畏光、流泪等，或视野缺损，视野缩小，失明罕见。

利奈唑胺可引起视神经损伤，严重者可失明，但多数患者停药后可恢复。

处理方法如下：

（1）服用乙胺丁醇者，应注意早期监测视觉情况，早期发现及时停药，可用大剂量维生素 B 类、烟酸、复方丹参、硫酸锌等辅助治疗。

（2）服用利奈唑胺者，如出现视神经损伤，可停药观察。待视力恢复，且停用利奈唑胺不能组成有效方案的情况下，可在严密观察下继续使用。

2. 听神经损害　耳蜗损害的先兆表现有耳饱

满感、耳鸣、头晕等，也可无预兆，高频听力往往先减退至消失，继以耳聋。前庭损害，显示前庭功能低下或丧失，表现眩晕、恶心、呕吐、平衡失调、步态不稳等。

处理方法如下：

（1）早期发现为主，由于耳毒性多不可逆，因此出现症状时应避免观察时间过长，及时采取措施。

（2）轻者仅有耳鸣症状，可调整用药剂量和给药方法，如氨基糖苷类可改为隔日应用，同时给予六味地黄丸等治疗；如耳鸣症状无改善或有进展者，则停用相关药物，如链霉素、阿米卡星和卷曲霉素，并给予积极对症和支持治疗，如多种维生素、氨基酸、ATP、辅酶 A、细胞色素 C 等治疗，防止症状的进一步发展。

（3）如用氨基糖苷类药后出现听力下降，则不需要观察，立即停药，同时给予积极治疗。

3. 外周神经炎　指位于中枢神经系统以外的神经炎症。当患者出现外周神经系统症状时，还应考虑抗结核药品以外的其他原因（如维生素缺乏、HIV、甲状腺功能减退和糖尿病等）。

临床表现：四肢末端感觉麻木，严重可出现刺痛、常为双侧对称。

处理方法：用维生素 B_6（100~200mg/d）和多种维生素及对症治疗，可适当减少异烟肼用量。

4. 中枢神经损害　除与药物进入中枢神经系

统的浓度、药物与神经系统亲和力的差异和患者的中枢神经系统是否患有炎症有关，还与用药剂量、患者体重、疗程、年龄及患者的自身状况等密切相关，其临床表现各异。

（1）癫痫发作：可以是一些特定的抗结核药物本身和/或中枢神经系统病变所致。患者发作时应注意保护患者头部和身体，移开患者附近可能会导致伤害的物品，保护患者舌头，可在患者口腔放置一个较大的不会被吞下的软物，直至患者惊厥停止，待癫痫症状缓解应住院治疗。检查颅内有无病变，根据患者病情需要，适当减少异烟肼用量，并给予抗癫痫药品直至抗结核治疗结束。如持续癫痫大发作，应静脉给予抗癫痫药品，暂停环丝氨酸、异烟肼和氟喹诺酮类药物的使用，保护气道，吸氧，考虑插管积极救治。

（2）头痛、头晕、失眠和记忆力下降：是抗结核治疗过程中较少见的不良反应，一线抗结核药物很少引起难以忍受的头痛，当头痛发生时，应首先排除头痛的其他病因，如发热、感冒、脑膜炎或偏头痛，必要时作相关的辅助检查（如腰穿测颅压和脑脊液化验、脑电图和脑核磁等）。

引起头痛、头晕和失眠的可疑药物有环丝氨酸、异烟肼、吡嗪酰胺和氟喹诺酮类。

临床处理：嘱患者休息，轻者可对症治疗（如百服宁、维生素 B 族药、地西泮等），在不影响药效情况下，根据患者的具体情况对可疑药物酌情减量，观察 3~5 天，如无好转，则需停用可疑药物（异烟肼、环丝氨酸、氟喹诺酮类药），继续观察直至症状缓解。

（九）精神异常

1. 抑郁症　临床上的抑郁是特定的精神病学诊断。抑郁症患者的临床症状包括睡眠习惯的改变、对惯常活动失去兴趣、内疚的情绪、活力降低、注意力不集中、食欲减退、精神活动迟缓（动作和思维缓慢），以及出现自杀的念头。如果患者表现出明显的行为或情绪改变以至于影响了日常活动，应进行抑郁症的评估。

（1）通过对患者和家属咨询，提供特别的心理治疗，重点是消除产生压力的因素。

（2）在精神科医生的指导下，停用相关药品，如环丝氨酸、丙硫异烟胺等，住院治疗并给予抗抑郁药干预性治疗。在应用环丝氨酸之前，应进行量化评分，确保符合用药标准。

（3）同时注意排除引起抑郁症的其他病因，如甲状腺问题等。

（4）密切观察，保证安全。

2. 精神症状　是指人格分裂或对事实感知缺失的一组症状，患者有出现幻觉或错觉的倾向。出现精神症状的原因可能与潜在的精神错乱、抗结核药物治疗（特别是环丝氨酸）以及其他的药物治疗有关。

首先要评价患者是否能看见或听见别人感觉不到的事物；是否有难以理解的想法或言论；是否有异常的行为习惯，如有上述症状应住院治疗，停用环丝氨酸、丙硫异烟胺、异烟肼和氟喹诺酮类药，请精神科医生会诊、指导下用药，同时密切观察以保证患者和他人的安全。

（十）甲状腺功能减退症

血清中促甲状腺激素（TSH）浓度高于 10mU/L 可以诊断为甲状腺功能减退症，这种功能减退是由于甲状腺功能被抑制。造成甲状腺功能减退的主要原因是患者联合使用丙硫异烟胺和对氨基水杨酸钠。甲状腺功能减退症可以用左旋甲状腺素替代治疗，抗结核药品可以继续使用，但需要同时监测甲状腺素功能。患者完成疗程，停用抗结核药品后，甲状腺功能可以改善。

（十一）关节痛或肌肉痛

喹诺酮类药物主要影响儿童软骨发育，引起骨关节损害。儿童应尽可能避免使用喹诺酮药，除非现有可以使用的抗结核药物不能组成有效治疗方案时，为救治患者生命，才考虑使用。

吡嗪酰胺可影响尿酸排泄造成高尿酸血症，患者出现痛风样关节痛和 / 或功能障碍。

临床处理：出现关节、肌肉疼痛等症状后，应检查血尿酸。由吡嗪酰胺引起高尿酸血症时，应首先调整患者饮食，不食用引起尿酸增高的高嘌呤食物，如尿酸仍高则给予丙磺舒或别嘌呤醇治疗，如仍不缓解则需停药。喹诺酮类药物也可引起关节、肌肉疼痛，必要时应减量或停药。

三、抗结核药品不良反应的预防

1. 在抗结核治疗前医生应向患者介绍所用抗结核药品可能出现的不良反应及其表现，并告知如出现不良反应须及时汇报给医务人员进行相应的处理。

2. 在治疗前医生应了解患者及其家族的药物过敏史，避免使用已知的可引起严重不良反应的同类药物。同时了解患者肝肾功能、血常规、尿常规及患者的一般状况。

3. 掌握抗结核药物不良反应的高危人群，在不影响疗效的前提下根据患者的体重及全身的营养状况等适当调整药品剂量和药品。

4. 对于可发生药物不良反应的高危人群，应合理使用预防性措施，如对肝损害的高危人群给予保肝治疗等。

5. 避免与其他加重药物不良反应的药物联用，如正在应用异烟肼、利福平和吡嗪酰胺的同时，应避免联合长期应用红霉素和乙酰氨基酚类药（如感冒、发热时），以免增加肝毒性反应。

6. 在通过停药处理不良反应，各脏器功能恢复正常后，重新开始化疗时，应从产生不良反应可能性最小的药物试起，在密切观察下逐一加药，可疑利福平过敏者应避免再次使用利福平，以防发生严重不良反应，所建立的新方案应除去可能引起严重不良反应的药物。

7. 对高危人群监测肝肾功能、血尿常规等指标要比非高危人群监测频率高。

第三节　肺结核合并其他疾病治疗

一、结核病合并糖尿病

两病同时治疗，对糖尿病的治疗，特别是在合并中、重症肺结核者，以使用胰岛素为宜，单纯依靠饮食控制和／或口服降糖药物有时不能遏制糖尿病与结核病的进展。待病情稳定后逐渐减少胰岛素用量或改用口服降糖药。

1. 肺结核病是一种慢性消耗性疾病，常有轻重不等的营养消耗。因此，糖尿病并发结核病患者对饮食的控制较单纯糖尿病患者要适当放宽，要求总热量较单纯糖尿病患者要高。

2. 控制血糖标准不宜过严，使空腹血糖控制在 7.8mmol/L（140mg/dl）左右，最好低于 8.3mmol/L（150mg/dl），餐后血糖不超过 11.2mmol/L（200mg/dl）

为宜。

3. 抗结核治疗应遵循早期、联合、规律、适量、全程的化疗原则。疗程可以适当延长。

4. 治疗过程中要注意某些抗结核药和降糖药之间的相互影响以及药物与疾病之间的相互影响。异烟肼可干扰正常糖代谢，使血糖波动；利福平可诱导肝药酶，加速某些磺脲类降糖药的代谢灭活，降低其降糖作用；丙硫异烟胺有降糖作用，与口服降糖药合用时，有可能发生低血糖；吡嗪酰胺与口服降糖药合用时，有时可使糖尿病难以控制；对氨基水杨酸（PAS）与磺脲类降糖药能在血浆蛋白结合部位发生竞争置换，使游离磺脲类降糖药增加，从而使其降糖作用增强；异烟肼与糖尿病均可引起周围神经炎，因此，糖尿病并发肺结核时异烟肼的用量不宜过大；乙胺丁醇可引起球后视神经炎，而视神经炎是糖尿病常见眼并发症，糖尿病并发肺结核应用乙胺丁醇时必要时要适当减量，尤其是老年人及有糖尿病肾病者；主要原则：根据细菌耐药现状、感染性疾病发展规律和抗菌药物的研究进展选择针对性强的抗菌药物，最好选择窄谱抗生素。目的是在注意安全性的前提下确保疗效，尽快控制感染，防止二重感染。

氨基糖苷类药物对肾脏有损害，在糖尿病、特别是有糖尿病肾病时应慎用，或必需时应减量应用。

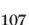

二、结核病合并艾滋病

(一)合并艾滋病患者抗结核治疗

结核病患者一经确诊,无论是否合并艾滋病,都要及时进行彻底治疗。合理治疗是迅速消除传染性、阻断传播、治愈患者的首要措施。有效的管理是治疗成败的关键。

1. 对于艾滋病合并结核病患者治疗方案与单纯结核病相同,应避免用利福喷丁代替利福平治疗结核病。

2. 艾滋病合并结核病患者在标准抗结核疗程(6个月)都能取得良好的治疗效果,建议如果患者开始抗结核治疗2个月后仍有临床症状或者细菌学检查(痰涂片/痰培养)阳性者,抗结核治疗疗程可延长至9个月。

3. 如果抗结核治疗4个月,细菌学检查仍为阳性,可以考虑为治疗失败,并应进行相应处理(如进行药敏检测、根据药敏换药等)。

(二)TB/HIV 双重感染抗病毒治疗

根据我国艾滋病和活动性肺结核治疗指南规定,结核病一经诊断,应立即开展抗结核治疗,之后无论 CD4+T 淋巴细胞计数水平,都要尽快(在抗结核治疗 2~8 周内,最多不超过 8 周)开展抗病毒治疗。对 CD4+T 淋巴计数 < 200/μl 者应在抗 TB 治疗

2~4 周内开始 ART；CD4+T 淋巴计数在 200~500/μl
者应在抗 TB 治疗 2~4 周、最长 8 周时开始 ART；
CD4+T 淋巴计数＞500/μl 也应在 8 周内开始 ART。
治疗过程中要注意药物不良反应及药物相互作用，
必要时进行药物浓度检测。如果已经开始了抗病毒
治疗后诊断有活动性结核的，在继续抗病毒治疗的
前提下立即开始抗结核治疗，同时要评估原有的抗
病毒治疗方案，首选含有依非韦伦（EFV）的抗病毒
治疗方案。

　　抗病毒治疗以门诊治疗为主。对少数伴有并发
症、危急和重症患者，对抗病毒药物严重过敏和 / 或
有严重不良反应的患者，可住院观察并治疗。

　　具体治疗方案参照《国家免费艾滋病抗病毒药
物治疗手册》。

第四节　结核病患者管理

一、肺结核病患者隔离管理

（一）肺结核患者隔离

　　1. 隔离场所　监管场所应设置肺结核患者单
独隔离场所，符合一级或二级医院呼吸道传染病病
房设置规范和流程，配备必要的消杀设施（紫外线
灯、移动紫外线消毒车、空气消毒机等）。各省应根

据实际情况,设置一所专门监管肺结核病被监管人员的监所,实行全省被监管人员肺结核患者集中收治管理。

2. 患者管理

(1)所有确诊的肺结核患者均应集中到隔离病房或监室进行统一管理。

(2)肺结核病原学阳性患者(包括痰涂片阳性、分枝杆菌分离培养阳性、分子生物学检查阳性、肺组织病理学检查阳性等)与病原学阴性患者应分开关押。耐多药/广泛耐药肺结核病区与非耐药肺结核病区应分开设置。

(3)肺结核患者与普通疾病患者(如心脑血管疾病、内分泌系统疾病、外科疾病等)、肺结核患者与其他传染病患者(艾滋病、梅毒、肝炎等)、肺结核患者与其他呼吸道传染病患者(流行性感冒、麻疹、水痘、流行性腮腺炎、流行性脑膜炎等)不能进行混押。

3. 日常管理

(1)隔离病房要加强消毒通风,并做好记录。每张病床设置一个加盖的痰盂,痰盂要用 1 000~2 000mg/L 有效氯浸泡 30 分钟。

(2)患者要注意咳嗽礼仪,离开病房时佩戴外科口罩。

(3)隔离病房的肺结核患者在做相关检查时,应与其他患者分开候诊,优先安排隔离病房的患者进行检查,缩短患者在隔离病房外的停留时间。

（二）肺结核患者随访

1. 利福平敏感结核随访检查

（1）痰涂片或痰培养：利福平敏感患者在治疗至第 2 个月、5 个月月末和疗程末各检测 1 次，对于第 2 个月末涂片阳性的患者需在第 3 个月月末增加 1 次痰涂片或痰培养检查；利福平耐药性未知的患者，在每个治疗月末均要检查 1 次。

6 个月治疗方案患者：应在治疗开始后 2 个月月末、5 个月月末、6 个月月末留痰，进行结核分枝杆菌随访检查，依据结核分枝杆菌阴转情况，判断抗结核治疗疗效。

非 6 个月治疗方案患者：应在治疗开始后 2 个月月末、疗程结束前月末、疗程结束月月末留痰，进行结核分枝杆菌随访检查，依据结核分枝杆菌阴转情况，判断抗结核治疗疗效。如 2HRZE/10HRE 方案患者，结核分枝杆菌随访检查时间为：2 个月月末、11 个月月末、12 个月月末留痰。

（2）胸部影像学：在治疗 2 个月月末和疗程结束时各检查 1 次胸部 X 线。

（3）血常规：每个月检查 1 次。

（4）尿常规：有可疑肾脏损害或方案中包括注射剂时，每个月检查 1 次。

（5）肝功能：每个月检查 1 次。

（6）肾功能：每个月检查 1 次。

（7）血糖：糖尿病患者每月复查 1 次或根据临床

需要调整;非糖尿病患者在疗程结束时检查1次。

（8）心电图:有相关症状时随时检查。

（9）视力视野:有视力受损高风险人群,在治疗过程中出现视力下降及时复查。

（10）耐药检测:患者在治疗期间任何时间出现病原学阳性,都要开展耐药检测。

结核性胸膜炎,气管、支气管结核等肺结核的随访检查内容和频次要求同上。

2. 利福平耐药结核随访检查

（1）长程治疗方案:见表6-9。

1）痰涂片和痰培养:强化期每个月1次,继续期每2个月1次。

2）胸部影像学:强化期每3个月1次;继续期每6个月1次。

3）血、尿常规:强化期每个月1次,继续期每2个月1次,必要时适当增加监测频率。

4）肝功能（必要时做尿酸测定）:强化期每个月1次,继续期每2个月1次;对具备肝功能损害高风险的患者,或已出现肝功能损害症状的患者,可适当增加检测频率。

5）肾功能:如果使用注射药物,每个月检测1次。

6）电解质:必要时增加检测频次。

7）促甲状腺激素（TSH）:使用 Pto 或 PAS 的患者必要时检测。

8）听力:如果使用注射药物每个月查1次。

9）视野与色视:治疗期间由地（市）专家小组确

定检查的频率。

10）体重：强化期每个月 1 次；继续期每 2 个月 1 次。

11）心电图：服用贝达喹啉、莫西沙星、氯法齐明的患者需每月复查心电图，服用其他药物出现相关症状时随时检查。

如有相关症状时须随时检查。

（2）短程治疗方案：使用利福平耐药短程治疗方

表 6-9　利福平耐药长程治疗监测的项目及频率

监测项目	治疗月份														
	0	1	2	3	4	5	6	7	8	10	12	14	16	18	20
痰涂片	+	+	+	+	+	+	+	+	+	+	+	+	+	+	+
痰培养	+	+	+	+	+	+	+	+	+	+	+	+	+	+	+
肝功能	+	+	+	+	+	+	+	+	+	+	+	+	+	+	+
肾功能	+	+	+	+	+	+	+	+	−	−	−	−	−	−	−
血尿常规	+	+	+	+	+	+	+	+	+	+	+	+	+	+	+
电解质	+	−	−	−	−	−	−	−	−	−	−	−	−	−	−
胸部 X 线	+	−	−	+	−	+	−	+	−	+	−	−	+	−	−
TSH	+	−	−	−	−	−	−	−	−	−	−	−	−	−	−
听力	+	−	−	−	−	−	−	−	−	−	−	−	−	−	−
视野与色视	+	−	−	−	−	−	−	−	−	−	−	−	−	−	−
体重	+	+	+	+	+	+	+	+	+	+	+	+	+	+	+
ECG	+	+	+	+	+	+	+	+	+	+	+	+	+	+	+

案，检查项目参照长程治疗，如有相关症状时须随时检查（表6-10）。

表6-10　利福平耐药短程治疗监测的项目及频率

监测项目	治疗月份												
	0	1	2	3	4	5	6	7	8	9	10	11	12
痰涂片	+	+	+	+	+	+	+	+	+	+	+	+	+
痰培养	+	+	+	+	+	+	+	+	+	+	+	+	+
肝功能	+	+	+	+	+	+	+	+	+	+	+	+	+
肾功能	+	+	+	+	+	+	+	+	+	+	+	+	+
血尿常规	+	+	+	+	+	+	+	+	+	+	+	+	+
电解质	+	–	–	–	–	–	–	–	–	–	–	–	–
胸部 X 线	+	–	+	–	+	–	+	–	+	–	–	–	+
TSH	+	+	+	+	+	+	+	+	+	+	+	+	+
听力	+	–	–	–	–	–	–	–	–	–	–	–	–
视野与色视	+	+	+	+	+	+	+	+	+	+	+	+	+
体重	+	+	+	+	+	+	+	+	+	+	+	+	+
ECG	+	+	+	+	+	+	+	+	+	+	+	+	+

（三）转出患者的管理

1. 监管场所收治管理的结核病患者，在结束监管前如尚未完成治疗，应告知患者出监所后前往属地结核病定点医疗机构接受后续的治疗和管理，并为患者提供至转入地结核病定点医疗机构期间所需的抗结核药品（患者携带的抗结核药品最多不能超过 1 个月)。

2. 监所应将转出信息告知转入地县 (区) 级疾病预防控制机构, 提供转出患者的登记报告和治疗管理信息, 如 3 周内未能获得转入地机构有关患者到位情况的反馈信息, 应联系患者转入地疾病预防控制机构。

(四) 转入患者的管理

1. 转入地结核病定点医疗机构应按照《中国结核病预防控制工作技术规范 (2020 年版)》的要求, 确保患者完成后续的治疗和管理。

2. 转入地县 (区) 级疾病预防控制机构在收到转出地请求协助追访的信息后, 要在 2 周内对患者进行追访。在追访结束后的 1 周内, 要将追访结果告知监所。

二、肺结核病患者营养支持

1. 营养支持的必要性　肺结核是由结核分枝杆菌感染引起的一种慢性消耗性疾病。肺结核患者存在高比例的营养风险和营养不足, 患者营养状况较弱, 科学的营养管理对改善患者临床结局尤为重要。营养支持治疗为患者提供了充足的营养与能量保证, 满足了患者的营养需求, 同时也补充了患者大量消耗的能量, 为机体组织对病灶的修复提供了支撑。患者营养状况的改善, 有利于患者提高免疫力、抵抗力, 对控制结核分枝杆菌的生长和繁殖, 促进肺部病灶愈合,发挥了积极作用。

2. 营养支持的目的 监管场所应根据实际情况为肺结核患者制定长期有效的营养支持计划,通过合理的营养支持,充足的蛋白质营养补充,提高机体内的白蛋白水平,推动淋巴细胞进行增殖,改善机体免疫功能,减少负氮平衡,减轻临床症状,缩短住院时间,从而有效提高肺结核病的临床治愈率。

3. 营养支持的方式 肺结核患者饮食主要遵循合理膳食、均衡营养的原则。以补充高蛋白和维生素食物为主,如瘦肉、鸡蛋、牛奶、牛肉、新鲜蔬菜、水果等来提高肺结核病患者机体免疫功能。

三、肺结核病患者人文关怀

1. 充分发挥政府、社区、非政府组织和社会团体的作用,将患者管理关怀服务从医疗机构内扩大到监管场所、患者家庭和社区,开展患者关怀主题小组活动,消除对结核病患者的歧视。

2. 积极开展以患者为中心的全疗程治疗管理关怀服务,包括与患者一起设定治疗的短期和长期目标,制定服药计划,提供从诊断到随访复诊的全疗程的管理关怀服务。

3. 加强耐多药结核患者的人文关怀,对患者进行心理疏导,化解患者各种疑虑,减轻患者思想负担,增强其战胜疾病的信心和勇气,从而提高治愈率。

第七章 肺结核患者的疫情报告

第一节 报告要求

一、责任报告单位及报告人

按照《中华人民共和国传染病防治法（2013修正版）》要求，发现的活动性肺结核患者要填报《中华人民共和国传染病报告卡》（图7-1）。

报告实行属地化管理，首诊负责制。各级各类医疗卫生机构（包括结核病定点、非定点医疗机构、监所医疗卫生机构）为责任报告单位，其执行职务的医务人员为责任报告人。现场调查时发现的肺结核病例，由现场调查人员报告。

二、报告分类和报告对象

诊断的肺结核患者（包括确诊病例、临床诊断病例）和疑似肺结核患者均为病例报告对象。报告病种的肺结核分类分为"利福平耐药、病原学阳性、病

中华人民共和国传染病报告卡（修订后）

报卡类别：1. 初次报告　　2. 订正报告

卡片编号：_____

姓名*：_____（患儿家长姓名：_____）

有效证件号*：□□□□□□□□□□□□□□□□□□

出生日期*：____年____月____日（如出生日期不详，实足年龄，年龄单位：□岁□月□天）

性别*：□男　□女

工作单位（学校）：_____　　联系电话：_____

病人属于*：□本县区　□本市其他县区　□本省其他地市　□外省　□港澳台　□外籍

现住址（详填）*：____省____市____县（区）____乡（镇、街道）____村_____（门牌号）

人群分类*：

□幼托儿童、□散居儿童、□学生（大中小学）、□教师、□保育员及保姆、□餐饮食品业、□商业服务、□医务人员、□工人、□民工、□农民、□牧民、□渔（船）民、□干部职员、□离退职员、□家务及待业、□其他（ ）、□不详

病例分类*：(1)□疑似病例、□临床诊断病例、□确诊病例、□病原携带者

(2)□急性，□慢性（乙型肝炎*、丙肝）

发病日期*：____年____月____日

诊断日期*：____年____月____日____时

死亡日期*：____年____月____日

甲类传染病*：

□鼠疫、□霍乱

乙类传染病 *：

□传染性非典型肺炎、艾滋病（□艾滋病病人□ HIV）、病毒性肝炎（□甲型□乙型□丙型□丁型□戊型□未分型）、□脊髓灰质炎、□人感染高致病性禽流感、□麻疹、□流行性出血热、□狂犬病、□流行性乙型脑炎、□登革热、炭疽（□肺炭疽、□皮肤炭疽、□未分型）、痢疾（□细菌性□阿米巴性）、肺结核（□病原学阳性□病原学阴性□无病原学结果、□未痰）、伤寒（□伤寒□副伤寒）、□流行性脑脊髓膜炎、□百日咳、□白喉、□新生儿破伤风、□猩红热、□布鲁菌病、□淋病、梅毒（□Ⅰ期□Ⅱ期□Ⅲ期□胎传□隐性）、□钩端螺旋体病、□血吸虫病、疟疾（□间日疟□恶性疟□未分型）□人感染 H7N9 禽流感

丙类传染病 *：

□流行性感冒、□流行性腮腺炎、□风疹、□急性出血性结膜炎、□麻风病、□流行性和地方性斑疹伤寒、□黑热病、□包虫病、□丝虫病、□除霍乱、细菌性和阿米巴性痢疾、伤寒和副伤寒以外的感染性腹泻病、□手足口病

其他法定管理以及重点监测传染病：

订正病名：＿＿＿＿＿＿＿＿＿＿＿＿　　退卡原因：＿＿＿＿＿＿＿＿＿＿＿

报告单位：＿＿＿＿＿＿＿＿＿＿＿＿　　联系电话：＿＿＿＿＿＿＿＿＿＿＿

填卡医生 *：＿＿＿＿＿＿＿＿＿＿＿　　填卡日期 *：＿＿＿年＿＿月＿＿日

备注：

图 7-1　中华人民共和国传染病报告卡

原学阴性、无病原学结果""结核性胸膜炎"归入肺结核分类统计,不再报告到"其他法定管理以及重点监测传染病"中。报告要点如下:

1. 分为"利福平耐药、病原学阳性、病原学阴性、无病原学结果"4类。

2. 发现的单纯性结核性胸膜炎也按肺结核患者进行报告,并根据检查结果归类,在备注中需注明"单纯性结核性胸膜炎"。如未做病原学检查,归类为"无病原学结果"。

3. 在肺结核报告分类中,当通过分子生物学检测到结核分枝杆菌且利福平耐药或者其他药敏试验利福平耐药的患者,无论其痰涂片、培养结果如何,均要选择"利福平耐药"进行报告。

4. 当通过分子生物学检测到结核分枝杆菌或者患者痰涂片阳性或者培养阳性,则选择"病原学阳性"进行报告。

5. 如果分子生物学检测阴性或者痰涂片检查阴性或者培养阴性,则选择"病原学阴性"进行报告。

6. 如果痰涂片、痰培养、分子生物学检测均未开展,则选择"无病原学结果"。

7. 报告的疾病分类只能按照"无病原学结果→病原学阴性→病原学阳性→利福平耐药"的顺序进行修订。

8. 报告病例分类为确诊病例、临床诊断病例和疑似病例。其中"利福平耐药、病原学阳性"为确诊病例，"仅病理学阳性"也为确诊病例。

三、报告内容和程序

1. 结核病定点医疗机构　会对就诊的初诊肺结核患者首先上网查询是否报告了传染病报告卡。

（1）若为已确诊并报告的结核病患者，则通过监测系统收治录入该患者的诊断信息，系统将根据诊断信息订正原传染病报告卡。

（2）排除结核病则也应通过监测系统填写排除诊断日期订正原传染病报告卡。

（3）若尚未报告传染病报告卡，可以通过传染病网络直报系统先报告传报卡后进行收治；或在结核病信息监测系统录入患者信息，将传染病报告卡保存至传染病网络直报系统，病案信息保存至结核病信息监测系统。

2. 结核病非定点医疗机构

（1）对就诊的肺结核患者或疑似肺结核患者应填写传染病报告卡并进行报告。

（2）对确诊的结核病患者应优先转诊到结核病定点医疗机构，对因各种原因暂时无法转诊的患者应给予规范化治疗和管理。

第二节　报 告 时 限

1. 凡肺结核或疑似肺结核病例诊断后，实行网络直报的责任报告单位应于 24 小时内进行网络报告。

2. 不具备网络直报条件的责任报告单位（包括监所医疗卫生机构）要及时向属地乡镇卫生院、城市社区卫生服务中心或县（区）级疾病预防控制机构报告，并于 24 小时内寄送出传染病报告卡至代报单位。

第三节　报告数据管理

一、审核

医疗机构传染病报告管理人员须对收到的纸质传染病／肺结核报告卡或电子病历、电子健康档案系统中抽取生成的电子传染病／肺结核报告卡的信息进行错项、漏项、逻辑错误等检查，对存在问题的报告卡必须及时向填卡人核实。

二、订正

1. 医疗卫生机构发生报告病例诊断变更、已报告病例因该病死亡或填卡错误时，应由该医疗卫生机构及时订正报告,并重新填写传染病报告卡或抽取电子传染病报告卡,卡片类别选择订正项,并注明原报告病名。对报告的疑似病例,应及时进行排除或确诊。

2. 已具备电子病历、电子健康档案数据自动抽取交换功能时,以唯一身份标识实现传染病个案报告与专病的数据动态管理。暂不具备条件的,应及时在传染病报告信息管理系统中完成相关信息的动态订正,保证数据的一致性。

三、自查

每日要对报告的肺结核和疑似肺结核患者信息的及时性、完整性和准确性进行自查。

四、补报

责任报告单位发现本年度内漏报的肺结核病例,应及时补报。

第四节　聚集性疫情的处置原则

同一监管场所出现 2 例或 2 例以上活动性肺结核患者,需参照以下原则开展疫情处置工作。

一、密切接触者筛查

对发现的肺结核患者的所有密切接触者进行结核病筛查,筛查中发现活动性肺结核患者,经风险分析需扩大筛查范围。

二、患者管理和感染者干预

对新发现的活动性肺结核患者进行隔离治疗,对结核分枝杆菌感染的高风险人群进行预防性治疗。加强肺结核患者的治疗管理和预防性治疗的管理,完成全疗程的治疗。

三、健康教育和心理疏导

在疫情处置整个过程中强化结核病防治知识的健康教育和心理疏导工作,及时消除被监管人员的恐慌心理,稳定其情绪,维持其正常的生活秩序。

四、环境消毒

对肺结核患者和疑似肺结核患者停留过的环境,采用紫外线照射或化学消毒法进行空气消毒和物表消毒;同时要加强监舍和其他公共场所的开窗通风换气,保持空气流通。

第八章 结核分枝杆菌潜伏感染者预防治疗

第一节 治疗对象

依据结核分枝杆菌潜伏感染检测结果确定预防性治疗对象。

一、结核分枝杆菌感染检测

结核分枝杆菌潜伏感染常用检测方法包括皮肤试验(TST，C-TST)和γ-干扰素释放试验,其检测方法、不良反应处理和结果判定见第四章。

二、抗结核预防性治疗对象

1. 与活动性肺结核患者密切接触且感染结核分枝杆菌的人群。

2. 艾滋病毒感染或艾滋病患者、感染结核分枝杆菌者。

3. 其他人群:①感染结核分枝杆菌、需使用糖皮质激素或其他免疫抑制剂＞1个月者；②对新进入高感染环境者(如医生、卫生保健人员等)应进行PPD试验及随访，如感染结核分枝杆菌应予预防治疗；③患有增加结核病发病危险性疾病，如硅沉着病、慢性营养不良和胃肠手术后等，且感染结核分枝杆菌者。

1~2为重点推荐对象。

第二节 预防性治疗方案

一、单用异烟肼方案

1. 剂量与服法 成人每日1次，300mg顿服。疗程为6~9个月。

2. 注意事项

（1）异烟肼不良反应发生率较低，常见无症状的血清转氨酶一过性轻度增高，发生率为10%~20%，不影响继续用药，异烟肼肝损害随年龄增长而增加，儿童和青少年少见。如肝功能异常并有症状或转氨酶超过3倍正常值上限，应停药，进行保肝处理。

（2）主要适用于异烟肼原发耐药率低的地区（＜10%），对依从性良好者和不适合使用利福平或利福喷丁者使用。

（3）如果预防性治疗对象存在未被发现的活动性结核病病灶，单用异烟肼容易发生耐药。

二、异烟肼、利福喷丁联合间歇方案

剂量与服法如下。

异烟肼剂量：体重≥50kg，600mg/次；<50kg，500mg/次，每周2次，间歇服用。

利福喷丁剂量：体重≥50kg，600mg/次；<50kg，450mg/次。每周2次，与异烟肼同时服用。疗程为3个月。

三、异烟肼、利福平联合方案

1. 剂量与服法

异烟肼剂量：成人每日300mg，每日1次。

利福平剂量：成人体重≥50kg，600mg/次；<50kg，450mg/次。每日1次，与异烟肼同时服用。疗程为3个月。

2. 注意事项

（1）本方案适用于各年龄组的高危对象。

（2）可用于存在或可能存在异烟肼耐药或利福平耐药肺结核患者密切接触者的预防性治疗。

四、单用利福平方案

1. 剂量与服法

利福平剂量：成人体重 ≥ 50kg，600mg/ 次；< 50kg，450mg/ 次。每日 1 次，空腹顿服。

疗程为 4 个月。

2. 注意事项

（1）如果预防性治疗对象存在未被发现的活动性结核病灶，单用利福平有产生耐药性的风险。

（2）主要适用于不宜用异烟肼和长期用药依从性差的人群。

五、免疫预防

目前，LTBI 人群预防性治疗主要采取口服抗结核化学药物，其优点是抗结核药品价格较低、效果较为稳定，但在实际使用过程中，化学药物预防也存在明显的缺点，主要是结核潜伏感染者因没有临床症状和体征，化学预防性治疗接受度低；治疗疗程长达 3~9 个月，疗程长，管理难度大，难以坚持治疗完成疗程；治疗期间因药品不良反应中断治疗，依从性差等。

多年来，WHO 公布了全球有十余项结核疫苗在进行研究，包括用于结核分枝杆菌潜伏感染人群的免疫预防性疫苗研究。在国家传染病防治科技重大专项的支持下，"注射用母牛分枝杆菌"获得国家药品监督管理局药品注册证书。该产品除作为联合用药，用于结核病化疗的辅助治疗外，也用于预防潜伏感染人群发生肺结核病。这是全球第一个用于结核潜伏感染免疫预防的生物制剂，也是 WHO 在"结核病研究与发展战略"中推荐的唯一免疫制剂。该制剂的特点：

1. 成分与规格　1.0ml/瓶，含母牛分枝杆菌菌体蛋白 22.5μg。

2. 适用对象　15~65 岁结核分枝杆菌潜伏感染人群。

3. 用法用量　启开本品西林瓶的铝塑组合盖，用 1.0ml 灭菌注射用水稀释，摇匀后，臀部肌肉深部注射，每次给药 1 瓶，间隔 2 周给药 1 次，共给药 6 次。

4. 注意事项

（1）有以下情况者慎用：家族或个人有惊厥、癫痫、脑病和神经系统症状或体征病史者；有严重药物过敏史者、过敏体质者；有并发症的糖尿病、有症状的艾滋病、恶性肿瘤患者；肝肾功能异常的患者、血小板减少症或凝血障碍者。

（2）处于发热、急性病、慢性病急性发作期者应暂缓给药本品。

（3）在溶解摇匀后使用。如有凝块、异物，药瓶有裂纹及超过有效期均不得使用。

（4）注意肌内注射的深度，注射过浅可能导致局部红肿、硬结。不得进行皮内注射、皮下注射或静脉注射。

（5）如果发生过敏反应或类过敏反应，应及时采取适当的治疗措施，包括使用肾上腺素等药物。

本产品在我国临床已有十余年的使用历史，安全性较好，不良反应发生率低。作为潜伏感染预防性治疗，与化学药物预防性治疗比较，疗程短、治疗简单。该产品的研发上市，对我国潜伏感染的防治策略提供了新的科技支撑，为提高潜伏感染预防性治疗提供了新的方法。

第三节 实 施 管 理

接受抗结核化学预防的人员，在服药前应进行全面评估，以排除活动性结核病和服药禁忌证。

一、排除活动性结核病

通过询问，了解需开展预防性治疗者有无结核病中毒症状和/或不同系统的结核病可疑症状以及有无肺结核患者密切接触史。通过全面体格检查和影像学检查，必要时进行进一步检查，以排除全身任何部位的活动性结核病变。

常规程序如下。

1. 症状筛查　询问有无咳嗽、发热、体重下降或夜间盗汗等可疑症状，如果发现有可疑症状之一，需考虑有活动性结核的可能，应进行结核病和其他疾病的评估。

（1）具有间断性不规则低热、盗汗和乏力，咳嗽、咳痰或刺激性干咳、胸背部不适，咯血或痰中带血等症状者：可行胸部 X 线和痰结核分枝杆菌病原学检查，以排除肺结核。必要时可行纤维支气管镜检查，以排除单纯气管、支气管结核等。

（2）女性如有月经不规律或月经周期延长：需排除妇科结核病，可行盆腔 B 超检测，必要时可行盆腔 CT 以排除盆腔积液、卵巢和输卵管结核等妇科结核病。

（3）具有消瘦伴腹泻便秘交替出现等腹部症状者：应排除消化系统结核病，可行腹部 B 超探查，了解有无腹腔积液等；必要时可选腹部 CT 增强扫描或磁共振检查，以确定腹腔肿大淋巴结以及肝、脾和胰腺等实体脏器有无病变；怀疑有肠结核时，应行结肠镜检查。

（4）具有间断头痛、恶心、呕吐或肢体活动受限、麻木等症状者：应注意排除结核性脑膜炎、脑结核和结核性脊髓炎等，必要时可进行脑或脊髓的磁共振检查。

（5）具有腰痛、尿频、尿急、反复泌尿系统感染者：应排除泌尿系统结核，应行肾脏 B 超、24 小时尿集菌（抗酸染色），必要时进行尿结核分枝杆菌培养等检查。

（6）其他：怀疑脊柱、骨关节病变、浅表淋巴结肿大、心包病变等，应进行相应部位的结核病检查和辅助检查。

2. 全面体格检查　体格检查是肺外结核病筛查的重要手段，尤其是对症状不典型或症状较轻的肺外结核病患者尤为重要。结合肺外结核的常见部位，体检应有重点，浅表淋巴结、胸部及腹部、四肢关节、脊柱是重点检查部位。

如果体检异常，应进一步检查以除外活动性结核病，举例如下。

（1）浅表淋巴结肿大：需询问肿大时间，观察是否有红肿和触痛，必要时进行活组织病理检查。

（2）肺部异常呼吸音、叩诊异常：进行胸部影像学检查、胸部 B 超检查，以除外肺及胸膜病变。

（3）腹部压痛及揉面感：进行腹腔及盆腔 B 超、影像学检查。

（4）四肢关节活动障碍：进行骨关节影像学检查。

（5）脊柱压痛、活动障碍：进行脊柱影像学检查。

3. 胸部影像学检查　咳嗽、咳痰、低热、乏力、盗汗、消瘦是结核病的常见症状。有这些症状者，应考虑有可能罹患结核病，应进行结核病相关检查除外结核病。但近年受老年结核病例增加及其他因素影响,结核症状不典型病例或无结核疑似症状病例逐年增多,2010 年全国第五次结核病流行病学调查发现 30%~40% 的结核病患者无肺结核可疑症状。如果仅靠症状筛查有可能遗漏掉这部分患者,肺结核是最常见结核病类型,占结核病患者 80%,胸部 X 线是发现肺部病灶最敏感方法之一。所有接受抗结核预防性治疗的人员,服药前均应接受胸部 X 线检查以及后续检查,以排除活动性肺结核。

二、除外禁忌证

应仔细询问患者既往疾病史、用药史、药物过敏史、结核病患者接触史(尤其是否有耐多药结核病患者接触史),进行血常规、肝功能、肾功能检查,除外用药禁忌证,依据评估结果选择适宜的抗结核预防性治疗方案。

有下列情况之一者,不适宜开展抗结核预防性治疗。

(1)正在接受治疗的活动性病毒性肝炎或伴高酶血症者。

(2)各种原因导致的肝肾功能异常。

(3)过敏体质,或身体正处于变态反应期,或对多种药物或食物过敏者。

(4)癫痫患者、精神病患者,或正在接受抗精神病药物治疗者。

（5）有明确的与耐多药（MDR）或广泛耐药（XDR）肺结核患者密切接触的人员。

（6）血液系统疾病患者，或血小板 $< 50 \times 10^9/L$ 者，或白细胞 $< 3\,000 \times 10^9/L$ 者。

（7）曾间断不规律进行抗结核预防性治疗 > 1 个月者。

（8）既往患过结核病，且完成抗结核治疗在 5 年内者。

（9）其他经医生判断不适宜接受预防性治疗的情况。

三、服药期间的管理

在进行预防性治疗时，应有监督管理措施，保证服药者的依从性，顺利完成全疗程。采取的监管措施包括如下几条。

（1）实施直接面视下督导服药管理。

（2）对服药者进行结核病健康知识宣教。

（3）对所有接受抗结核预防治疗者进行登记（表8-1）。

（4）服药期间加强不良反应的监测和处理。

表 8-1 结核病预防性治疗登记本

登记日期	登记号	姓名	性别	年龄	预防性治疗方案	开始治疗日期	完成疗程日期	是否规律治疗	转为患者日期	经诊医生

四、不良反应的观察与处理

治疗开始后,须做好消化系统、视力、皮肤、神经和精神系统症状的随访问诊工作。如患者近期出现恶心、乏力和皮疹等不适症状,应立即就诊检查。

1. 不同方案的不良反应

(1)单用异烟肼方案:绝大多数患者无不良反应表现。极少数患者有恶心或失眠,个别有肝脏基础疾病及老年患者可发生肝损害。极少数患者可有过敏反应。

(2)单用利福平方案:主要不良反应包括恶心、呕吐或腹泻、白细胞和血小板减低,严重者可发生急性溶血(Ⅱ型变态反应),但发生率极低。极少数患者出现肝、肾和血液系统损害。

(3)联合用药方案:异烟肼和利福平、利福喷丁的不良反应均可出现,按照上述方法处理。一般认为利福喷丁的不良反应低于利福平。

2. 不良反应的处理方法

(1)轻微肝异常:单项谷丙转氨酶(ALT)< 80U/L,可暂不停用预防性治疗药物,在加强保肝治疗的同时,排除肝脏基础疾病、上呼吸道感染或服用其他致肝损害的药品(如红霉素、乙酰氨基酚等)。需密切监测肝功能。

如 ALT ≥ 80U/L，同时胆红素（TBil）＞正常值上限 2 倍，需停用引起肝损害的抗结核药品，给予保肝治疗，避免进食油腻食物，短期（5~7 天）内复查肝功能。

（2）由抗结核药品过敏所致的全身变态反应、皮疹，同时伴有肝损害时，应停所有抗结核药品，给予抗变态反应治疗，同时加用保肝药治疗。

（3）白细胞大于 3.0×10^9/L、血小板正常时，可口服生白细胞药（利血生、鲨酐醇等），继续原方案治疗，但要密切观察血常规的变化。白细胞 2.0×10^9/L~3.0×10^9/L、血小板降低到 50×10^9/L~70×10^9/L 时，应谨慎小心，立即停用利福类药品，给予升白细胞药、维生素等辅助治疗。密切动态观察血常规，必要时调整治疗方案。白细胞小于 2.0×10^9/L，或血小板＜30×10^9/L，需暂停所有抗结核药品，卧床休息，防止内脏出血，给予静脉生白药、重组人粒细胞集落刺激因子（惠尔血）治疗，必要时建议患者到血液科做骨髓穿刺检查等，排除有无合并血液系统疾患。

（4）出现癫痫发作时，立即停用异烟肼，注意保护患者头部免受意外伤害，移开患者附近可能导致伤害的物品；在口腔内放置一个不会吞下的软物，以防患者舌头被咬伤，观察至患者癫痫发作停止。待癫痫症状缓解检查患者颅内有无病变。给予卡马西平和丙戊酸钠进行抗癫痫治疗。

五、停药指征

（1）任何方案出现药品毒性反应、变态反应等，原则上应停止抗结核预防治疗，后续不再继续用药。

（2）因各种原因不规律服药或不能完成全疗程治疗。

（3）服药期间发现身体任何部位的活动性结核病灶。

（4）完成规定的抗结核预防治疗全疗程。

第九章　抗结核药品管理

持续不间断的高质量的抗结核药品供应，是结核病控制策略的重要内容，是结核病预防控制工作贯彻实施的基础。建立科学有效的管理模式，确保抗结核药品的质量，避免药品供应中断和药品过期浪费，最大程度降低供应体系的运行成本，是完善药品供应管理系统的内在要求，是有效治愈肺结核患者、控制我国结核病疫情的重要保障。

第一节　常用抗结核药品

常用抗结核治疗药品分为利福平敏感患者的治疗药物和利福平耐药患者的治疗药物两类。其中利福平敏感患者无特殊情况则使用一线抗结核药品，并推荐使用固定剂量复合剂（FDC），利福平耐药患者用药根据有效性和安全性，分为 A、B、C 三组，其中前两组为首选药品，见表9-1。

表 9-1　常用抗结核药品

治疗对象	组别	药品（缩写）
利福平 敏感患者	一线	异烟肼（INH 或 H）
		利福平（RFP 或 R）
		利福喷丁（RFT）
		吡嗪酰胺（PZA 或 Z）
		乙胺丁醇（EMB 或 E）
		链霉素（SM 或 S）
		FDC-HRZE 组合（INH+RFP+PZA+EMB）
		FDC-HR 组合（INH+RFP）
		FDC-HRZ 组合（INH+RFP+PZA）
利福平 耐药患者	A 组	左氧氟沙星（Lfx）
		莫西沙星（Mfx）
		贝达喹啉（Bdq）
		利奈唑胺（Lzd）
	B 组	氯法齐明（Cfz）
		环丝氨酸（Cs）
	C 组	乙胺丁醇（E）
		德拉马尼（Dlm）
		吡嗪酰胺（Z）
		亚胺培南 - 西司他汀（Ipm-Cln）
		美罗培南（Mpm）
		阿米卡星（Am）
		卷曲霉素（Cm）
		丙硫异烟胺（Pto）
		对氨基水杨酸钠（PAS）

一、利福平敏感结核病治疗药品

1. 异烟肼（INH，H）

（1）制剂与规格

异烟肼片：100mg。

注射用异烟肼：100mg（针剂）。

（2）用法和用量

一般采用口服法；口服用药困难者，可用静脉滴注。

每日用药：成人每日 300mg（5~8mg/kg）。

2. 利福霉素类

（1）利福平（RFP，R）

制剂与规格：利福平胶囊，150mg。

用法和用量：成人每日 8~10mg/kg。体重＜50kg，450mg/d；体重≥50kg，600mg/d。空腹顿服。

（2）利福喷丁（RFT，L）

主要用于潜伏感染治疗。

制剂与规格：胶囊剂，150mg。

用法和用量：成人体重＜50kg，450mg/ 次；体重≥50kg，600mg/ 次。每周 2 次，顿服。

（3）利福布汀（RFB，B）

主要用于鸟胞内分枝杆菌合并 HIV/AIDS 治疗。

制剂与规格：胶囊剂，150mg。

用法和用量：150~300mg/次，每天 1 次，严重肾功能不全者（肌酐清除率＜30ml/min）剂量减半。

3. 吡嗪酰胺（PZA，Z）

（1）制剂与规格

吡嗪酰胺片：250mg。

（2）用法和用量

每日用药：成人每日 1 500mg（20~30mg/kg）。

4. 乙胺丁醇（EB，E）

（1）制剂与规格

盐酸乙胺丁醇片：250mg。

（2）用法和用量

每日用药：成人每日 750~1 000mg（15~20mg/kg）。

5. 常用抗结核固定剂量复合制剂（FDC） 我国目前上市的固定剂量复合制剂包括二联方组合、三联方组合、四联方组合。

（1）固定剂量复合制剂二联制剂：我国目前上市的两联方组合固定剂量复合制剂为异烟肼（H）+ 利福平（R）组合，有片剂和胶囊剂两种剂型。

有 3 种剂量规格：

①每粒含利福平 300mg，异烟肼 150mg；②每粒含利福平 150mg，异烟肼 75mg；③每粒含利福平 150mg，异烟肼 100mg。

（2）固定剂量复合制剂三联制剂：我国目前上市的三联方组合固定剂量复合制剂为异烟肼（H）+ 利

福平(R)+吡嗪酰胺(Z)组合,有片剂和胶囊剂2种剂型。

有3种剂量规格:

①每粒含利福平75mg,异烟肼50mg,吡嗪酰胺250mg;②每粒含利福平120mg,异烟肼80mg,吡嗪酰胺250mg;③每粒含利福平60mg,异烟肼40mg,吡嗪酰胺125mg。

(3)固定剂量复合制剂四联制剂:我国目前上市的四联方组合固定剂量复合制剂为:异烟肼(H)+利福平(R)+吡嗪酰胺(Z)+乙胺丁醇(E)组合,剂型为片剂。

有2种剂量规格:

①利福平150mg,异烟肼75mg,吡嗪酰胺400mg,盐酸乙胺丁醇275mg组合;②利福平75mg,异烟肼37.5mg,吡嗪酰胺200mg,盐酸乙胺丁醇137.5mg组合。

二、利福平耐药结核病治疗药品

1. 左氧氟沙星(Lfx)

(1)制剂与规格

左氧氟沙星片(胶囊):100mg。

(2)用法和用量

成人体重 < 50kg,400mg/d;体重 ≥ 50kg,500mg/d,一次或分次口服。

2. 莫西沙星(Mfx)

(1)制剂与规格

莫西沙星片:400mg。

(2)用法和用量

莫西沙星每日400mg。

3. 贝达喹啉(Bdq)

(1)制剂与规格

贝达喹啉片:100mg。

(2)用法和用量

成人剂量为前2周400mg/d,1次/d;后22周每次200mg,每周3次。

4. 利奈唑胺(LZD)

(1)制剂与规格

利奈唑胺片:600mg。

(2)用法和用量

成人,每日600mg。

5. 环丝氨酸(Cs)

(1)制剂与规格

环丝氨酸片:250mg。

(2)用法和用量

成人体重<50kg,500mg/d;体重≥50kg,750mg/d。

6. 特立齐酮(Trd)

(1)制剂与规格

特立齐酮片:250mg。

（2）用法和用量

成人每日用量为体重＜50kg，0.6g/d；体重≥50kg，0.6~0.9g/d。

7. 氯法齐明（Cfz）

（1）制剂与规格

氯法齐明胶丸：50mg。

（2）用法和用量

前2月每日200mg/d，以后100mg/d。

8. 丙硫异烟胺（Pto）

（1）制剂与规格

丙硫异烟胺片：100mg。

（2）用法和用量

成人体重＜50kg，600mg/d；体重≥50kg，750~800mg/d，分2~3次口服。

9. 德拉马尼（Dlm）

（1）制剂与规格

德拉马尼片：50mg。

（2）用法和用量

成人推荐剂量每次100mg，2次/d。

10. 对氨基水杨酸钠（PAS-Na）

（1）制剂与规格

对氨基水杨酸钠片：500mg。

注射用对氨基水杨酸钠（粉针）：2g。

（2）用法和用量

成人每日用量：体重＜50kg，8g/d；体重≥50kg，

10g/d。

11. 对氨基水杨酸（PAS）

（1）制剂与规格

对氨基水杨酸片 4 000mg/ 袋，颗粒剂。

（2）用法和用量

8~12g/d，分 4 次口服；8~12g/d，加入 500ml 5% 葡萄糖注射液中，静脉滴注，2~3 小时滴完。

12. 亚胺培南西司他汀（Ipm-Cln）

（1）制剂与规格

剂型：注射剂，500mg/ 支。

（2）用法和用量

成人体重＜ 50kg，用药剂量为 1 500mg/d；体重 ≥ 50kg，2 000mg/d，不宜超过 4 000mg/d。每日量分 2~3 次使用。

13. 美罗培南（Mpm）

（1）制剂与规格

剂型：注射剂，500mg/ 支。

（2）用法和用量

成人常用剂量为每次 500~1 000mg，1 次 /8h，每日 3 次用药，每 8 小时给药剂量 10~20mg/kg。

14. 链霉素（S）

（1）制剂与规格

注射用硫酸链霉素（粉针）：750mg（75 万单位）。

（2）用法和用量

每日用药：成人每日 750mg。

15. 阿米卡星（Am）

（1）制剂与规格

硫酸阿米卡星：200mg（20万单位）。

（2）用法和用量

常规用量400mg，深部肌内注射；或400mg溶于生理盐水100ml，静脉滴注。每日1次，老年人酌减。

16. 卷曲霉素（Cm）

（1）制剂与规格

注射用硫酸卷曲霉素（粉针）：500mg/支，750mg/支。

（2）用法和用量

体重＜50kg，500mg/d，肌内注射；体重≥50kg，750mg/d，肌内注射。

第二节　药品库房管理

在抗结核药品管理工作中，首先要保证药品仓库必须有足够的空间，以安全储存一定数量的药品。同时合理、严格的库房管理能够极大地减少因库存不当而造成的药品损耗。一个合格的药品库房是药品管理工作的首要基础，必须符合有关的要求。

一、保证专库／专柜

抗结核药品是一种特殊的商品，与其他药品及物资在储存和管理上存在着较多的不同，因此需要储存在独立、专用的库房，不得与其他药品、物资混装。

二、保证库房环境

药品储存的最终目的是让患者服用，满足治疗的需要，这就要求药品完整、安全并且可以使用，下面是保证药品质量的库房环境具体要求。

1. 保证屋顶不漏雨，同时所有药品应放置在木制或塑料制的垫板上（距地面至少 10cm），以避免药品受潮。

2. 保证库房的清洁，防止昆虫进入，不允许储存食品。

3. 每天测量库房的温湿度 2 次，使温度保持在 0~20℃，相对湿度保持在 45%~75%，同时避免阳光直接照射药品。库房应设置排气扇，部分 FDC 对储存环境有特殊要求，库房应安装冷热两用型空调。

4. 药品堆垛距墙和屋顶至少 30cm，同时堆垛高度不要超过 2m，以避免压垮底部的纸箱。

三、保证药品的安全

1. 库房设有专门的保管人员保证药品的安全。

2. 在不进行药品出入库时锁上库房，库房钥匙由库房管理人员保管。

3. 库房设有消防、防鼠设施，并能正常使用，且应培训库房保管人员如何使用。

4. 安装防盗设施。

第三节　药品储存

一、药品储存

药品的有效期是在符合相关要求的条件保存下，保证药品安全、有效的时间段。药品一旦超过了其有效期，就不能再被发放和使用。为避免药品过期浪费，药品的储存与发放必须符合一定的原则（表9-2）。

1. 用简单的标签注明每种药品摆放的位置，便于查找和补充。

2. 应整齐码放，以方便查找和再次进货，同时药品堆垛间应留有足够的距离，以方便取出某箱药品，而不需要挪动前后和两旁的货物。

表 9-2　抗结核固定剂量复合制剂及散装
抗结核药品储存条件

药品名称	贮藏条件
FDC（HRZE）	遮光,密封,在干燥处保存
FDC（HR）	遮光,密封,在干燥处保存
FDC（HRZ）	遮光,密封,在干燥处保存
异烟肼片	遮光,密封,在干燥处保存
利福平胶囊	密封,在阴暗干燥处保存
吡嗪酰胺片/胶囊	遮光,密封保存
盐酸乙胺丁醇片/胶囊	遮光,密封,在干燥处保存

3. 将有效期显示在盒子或箱子的外面,以方便随时查看,抗结核 FDC 不同品种的有效期是不相同的,需要库房管理员特别关注。

4. 按照药品名称和批号分类摆放,先过期的药品放在前面。

5. 货物发放需按照近效期药品先发放的原则,即任何情况下都要先发放最先到有效期的药品。

6. 库房管理员需要定期观察库存 FDC 药品,发现破损、变色、霉变等情况应及时处理,确保发放给患者的药品是有效安全的。

7. 过期/破损药品的处理需登记备案,并按照《医疗废物管理条例》执行。

二、账目管理与盘库

要按照《抗结核药品管理手册》的要求，使用出入库登记本、库房账本、门诊药房明细账等相同的流程和方法进行账目管理。

盘库是通过手工清点的方法检查账目记录与实际库存是否相符的过程。进行盘库时，每一种药品、每一个批号都要进行清点。具体的盘库方法和程序按照手册的要求开展。

第十章 结核病防治健康教育

划重点啦~

　　提高监管场所人员对结核病防治政策和防治知识的认识,在了解和认识结核病防治知识的基础上,使之采取正确的行为或改变不正确的行为,使肺结核可疑症状者能够及时就诊或转诊,早期发现肺结核,使结核病患者能配合医生的督导治疗。

第一节　健康教育工作内容

一、各级公安和司法行政机关

健康教育活动主要包括以下几点。

　　1. 各级公安、司法行政机关建立结核病防治工作机制,定期召开结核病防治多部门协调会议,了解结核病相关防治政策和策略等相关信息。

2．将结核病防治工作列入相关工作会议统一部署。

3．参加"3·24"世界防治结核病日有关活动。

二、监管场所管理人员

管理人员（主要是公安、监狱、戒毒所人民警察）负责日常被监管人员的管理工作，负责早期发现被监管人员中疑似肺结核患者，并带其前往监管场所医院就医。他们需要掌握结核病基础知识，才能做到早期发现、带诊及自我防护，并向监管人员开展正确的健康教育活动。针对管理人员的健康教育活动主要包括以下两点。

1．开展针对管理人员的结核病基础知识、防护措施培训。

2．发放结核病健康教育手册。

三、监管场所医务人员

1．发放结核病防治指南、结核病健康教育手册、宣传提纲。

2．开展结核病防治专项知识培训和临床进修，举办讲座。

3．在肺结核患者的诊疗过程中开展多种形式的宣传活动。

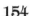

第二节 健康教育核心信息

一、肺结核是严重危害健康的慢性传染病

1. 结核病又称"痨病",由结核分枝杆菌引起,主要侵害人体肺部,发生肺结核。

2. 肺结核在我国法定报告甲乙类传染病中发病和死亡数排在第2位。

3. 肺结核如发现不及时,治疗不彻底,会对健康造成严重危害,甚至可引起呼吸衰竭和死亡,给患者和家庭带来沉重的经济负担。

二、肺结核主要通过呼吸道传播

1. 肺结核是呼吸道传染病,很容易发生传播。

2. 肺结核患者通过咳嗽、咳痰、打喷嚏将结核分枝杆菌播散到空气中,健康人吸入带有结核分枝杆菌的飞沫即可能受到感染。

3. 与肺结核患者共同居住、同室工作和学习的人都是肺结核患者的密切接触者,有可能感染结核分枝杆菌,应及时到医院去检查排除。

4. 艾滋病毒感染者、免疫功能低下者、糖尿病患者、硅沉着病患者、老年人等都是容易发病的人群,应每年定期进行结核病检查。

三、肺结核可疑症状者及早就诊

1. 肺结核的常见症状是咳嗽、咳痰，如果这些症状持续 2 周以上，要及时到医院看病。

2. 肺结核还会伴有痰中带血、低烧、夜间出汗、午后发热、胸痛、疲乏无力、体重减轻、呼吸困难等症状。

3. 怀疑得了肺结核，要及时到当地结核病定点医疗机构就诊。县（区、旗）、地市、省（自治区、直辖市）等区域均设有结核病定点医疗机构。

四、养成良好卫生习惯

1. 肺结核患者咳嗽、打喷嚏时，应当避让他人、遮掩口鼻。

2. 肺结核患者不要随地吐痰，要将痰液吐在有消毒液的带盖痰盂里；不方便时可将痰吐在消毒湿纸巾或密封痰袋里。

3. 肺结核患者尽量不去人群密集的公共场所，如必须去，应当佩戴口罩。

4. 居家治疗的肺结核患者，应当尽量与他人分室居住，保持居室通风，佩戴口罩，避免家人被感染。

5. 肺结核可防可治。加强营养，提高人体抵抗力，有助于预防肺结核。

五、全程规范抗结核治疗

1. 肺结核治疗疗程为 6~8 个月,耐多药肺结核治疗长程方案疗程为疗程 18~20 个月,短程方案疗程为 9~11 个月。

2. 按医生要求规范治疗,绝大多数肺结核患者可以治愈。患者自身恢复健康,同时保护家人。

3. 肺结核患者如果不规范治疗,容易产生耐药肺结核。患者一旦耐药,治愈率低,治疗费用高,社会危害大。

第三节　被监管人员的健康教育

对被监管人员进行结核病防治相关知识的健康教育,提高其对结核病可疑症状的警惕性。

一、健康教育方式

1. 医务人员面对面的健康教育。

2. 在看守所、拘留所、监狱、戒毒所、强制隔离戒毒所等公共区域宣传栏进行结核病防治知识宣传。

3. 发放结核病防治宣传手册。

二、健康教育活动

1. 开展入看守所、拘留所、监狱、戒毒所、强制隔离戒毒所等人员的健康教育和常规的健康教育。

2. 在监管场所公共区域宣传栏进行结核病防治知识宣传。

3. 组织开展结核病防治相应的活动（如组织知识竞赛或文艺演出等）。

第四节　患者的健康教育

针对患者的健康教育其目的是鼓励患者树立战胜疾病的坚强信心和完成治疗的依从性。针对不同患者的心理和行为问题，给予相应的健康教育和咨询干预，是激发患者康复的信心及坚持治疗的决心，亦是提高患者服药依从性和社会责任感的有效手段。因此，对患者关怀宣教的内容应包含指导患者规律服药、定期复查、不良反应应对、康复指导、心理支持、隔离要求及避免可能传染他人的行为。

一、健康教育核心信息

1. 肺结核是我国发病、死亡人数较多的重大传染病之一。

2. 肺结核主要通过咳嗽、打喷嚏传播。

3. 勤洗手、多通风、强身健体可以有效预防肺结核。

4. 咳嗽、打喷嚏掩口鼻，不随地吐痰可以减少肺结核的传播。

5. 如果咳嗽、咳痰 2 周以上，应及时到医院诊治。

6. 离监所后在结核病定点医疗机构对肺结核检查和治疗的部分项目实行免费政策（各地在宣传中应明确定点医疗机构名称、联系方式和具体减免项目）。

7. 坚持完成全程规范治疗是治愈肺结核、避免形成耐药的关键。

8. 避免肺结核传播是保护身边人、关爱社会的义务和责任。

二、健康教育方式

1. 医务人员面对面的健康教育。

2. 在监管场所公共区域宣传栏进行结核病防治知识宣传。

3. 发放结核病防治宣传手册。

三、健康教育主要内容

1. 结核病传播与危害 结核病主要通过呼吸道飞沫进行传播,当排菌的肺结核患者咳嗽、打喷嚏、大声说话或大笑时,把大量含有结核分枝杆菌的细小飞沫排放在空气中,健康人吸入含有结核分枝杆菌的飞沫,即会受到传染。结核病传染性的大小,主要受结核病患者排菌量、咳嗽症状轻重,以及与患者密切接触时间有关。具有传染性的肺结核患者如果随地吐痰,带有结核分枝杆菌的痰液干燥后,结核分枝杆菌会附着在尘埃上,随空气飞扬,人体吸入后可能造成感染。其他如经食管摄入带有结核分枝杆菌的食物、皮肤接触传播的机会很少。因此,结核病患者要养成不随地吐痰,咳嗽、打喷嚏时用纸巾捂口鼻的良好习惯和文明礼仪。

2. 治疗原则 结核病治疗遵循"早期、联合、规律、适量、全程"的10字方针。

(1)早期:结核病一旦诊断就应及时给予抗结核治疗,治疗越早恢复得越好。

(2)联合:应采取几种抗结核药物的联合用药,抑菌、杀菌药物并用,避免因单独用药而产生耐药。

(3)规律:严格按照规定的抗结核治疗方案(包括药品种类、药物剂量、服药方法及时间等)有规律地服药,不能随意更改化疗方案或间断服药甚至中

断治疗,否则将前功尽弃,甚至发展成耐药;

（4）适量:患者的治疗方案中,对每一种抗结核药物的剂量选择适当。

（5）全程:患者应不间断地完成所规定的治疗时间,达到彻底治愈、不复发的目的。

只要全程规律用药,患者在 2~4 周内传染性会迅速降低,绝大部分患者可以治愈。

3. 抗结核药物的不良反应及预防方法　抗结核药物不良反应是指肺结核患者服用正常剂量的抗结核药物后出现的有害的和与用药目的无关的反应。患者服用抗结核药物后常见的不良反应很多,如恶心、呕吐、视力下降、皮疹、心慌、兴奋或抑郁等。为了预防不良反应的危害,结核病患者在医师问诊过程中必须如实提供关于肝功能、视力以及肾功能等方面的既往信息,在治疗前、治疗中遵从医嘱规律检查肝肾功能等,如果出现异常情况,应及时报告医师处理。

结核病患者不宜用牛奶送服药物,也不宜用茶水送服药物,否则会影响药物的吸收,甚至降低药效。奶制品应与服药间隔 1 小时以上。

利福平最好于清晨空腹时服用。口服利福平忌食牛奶,服用利福平时喝牛奶会影响人体对药物的吸收,从而使药效降低。服用利福平后,小便呈橘红色,属正常现象。

4. 治疗期间需要进行的检查　为了解病情变

化情况，及时评估治疗效果，需定期进行胸部 X 线检查和痰检，同时为了监测并及时处置可能发生的药物不良反应，患者在服药期间还需要定期检查血、尿常规和肝、肾功能等。

5. 治疗过程中为什么要查痰及如何留痰　痰结核分枝杆菌检查简便易行，准确性高，是判断治疗后细菌是否得到控制、治疗效果好坏最直接的方法。因此，患者必须配合医务人员，定期开展痰结核分枝杆菌检查。

送检痰标本的质量直接影响检验结果的准确性。患者必须按照下列要求和方法留取合格的痰标本。

（1）留痰方法：清水漱口，深呼吸 2~3 次，用力从肺部深处咳出痰液，将咳出的痰液（3~5ml）留置在痰盒中，拧紧痰盒盖。

（2）复查时，肺结核患者应收集两个痰标本（夜间痰、晨痰）。夜间痰是送痰前一日，患者晚间咳出的痰液；晨痰是患者晨起后咳出的痰液。

（3）合格的痰标本一般为干酪痰、血痰或黏液痰；唾液或口水为不合格标本。当痰标本的体积或性状不符合要求时，需重新留痰送检。

6. 如何合理休息及康复锻炼

（1）休息可减少体力消耗，减少肺脏的活动，有利于延长药物在病变部位存留的时间，以利于病灶组织的修复，促使疾病治愈。患者在急性进展期、中毒症状明显或合并咯血时，必须绝对卧床休息。

卧床的重症患者不宜过多读书看报,以减少脑力消耗。当症状减轻后可适当起床活动。患者病情轻、症状少时也应注意休息,以避免病情复发。

(2)康复锻炼需在治疗有效、病情缓解的情况下进行,根据患者的性别、年龄、病情来确定适宜的开展方式,以无明显气促或咳嗽,休息后感觉舒适为当。

7. 感染控制方法

(1)患者必须服从隔离管理,不得违反隔离规定,不得擅自与其他人员接触。

(2)对于处在排菌期的肺结核患者来说,患者在咳嗽、打喷嚏时,会通过飞沫将结核分枝杆菌传播给周围人,必须主动采取戴口罩等防护措施减少传播他人。

(3)所有个人物品必须做到单用,不可交叉使用。用过的碗筷定期单独消毒。

(4)咳嗽、打喷嚏时应尽量避开他人,用纸巾遮住口鼻,吐痰时,应将痰液吐在纸巾里包好,或吐入带盖的装有消毒液的容器中,使用后的纸巾投放在密封垃圾袋内集中焚烧。

8. 心理支持 由于结核病病程长、住院时间长、药物的不良反应较为严重、他人的疏远等因素,结核病患者承受巨大的心理压力,在备受疾病折磨的同时,不可避免地出现心理上的问题,如疑虑、孤独、恐惧、悲观、抑郁、情绪不稳定、易冲动、淡漠等不良心理状态，从而影响疾病的治疗和康复。通过与患者交流、观察患者的言谈举止，了解患者的心理特点，根据患者的不同心理、心态、知识层面进行相应的心理疏导，是结核病患者面对疾病、坚持规律治疗的保证。

第五节　密切接触者的健康教育

结核病患者的密切接触者包括患者的同舍同组人员和直接管理人员等。对密切接触者进行结核病防治相关知识健康教育，有利于降低密切接触者感染率的发生。

一、健康教育核心信息

1. 肺结核是我国发病、死亡人数较多的重大传染病之一。

2. 肺结核主要通过咳嗽、打喷嚏传播。

3. 勤洗手、多通风、强身健体可以有效预防肺结核。

4. 咳嗽喷嚏掩口鼻、不随地吐痰可以减少肺结核的传播。

5. 如果咳嗽、咳痰2周以上，应及时到医院诊治。

6. 注意房间通风和个人防护。

二、健康教育方式

1. 管理人员面对面的健康教育。

2. 在监狱、戒毒所公共区域宣传栏进行结核病防治知识宣传。

3. 发放结核病防治宣传手册。

三、健康教育主要内容

1. 主动接受检查，防治传染　大多数结核病的传染通常发生在传染性患者被发现和规律治疗前期，就是说患者在没有被发现时传播风险最大。因此，一旦发现传染性肺结核患者，其密切接触者应及时报告管理人员，到医院进行结核病筛查，以确定是否受到结核分枝杆菌感染或发病。

对有传染性的结核病患者的密切接触者，首先要进行结核病症状自我观察，是否有咳嗽、咳痰超过两周，或有咯血、血痰等筛查症状。每个密切接触者要进行 3 次结核病症状筛查，分别是患者确诊后的首次、半年后和一年后。每次结核病症状筛查时告知密切接触者，如自己出现了咳嗽、咳痰、咯血、发热、胸痛等结核病可疑症状后，要尽快报告管理人员，到结核病定点医疗机构进行结核病的相关检查。

2. 对于结核菌素皮肤试验强阳性的密切接触者，要进行预防性服药。

3. 就诊和复诊，以及进行结核病相关检查的时候应佩戴外科防护口罩。

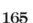

第十一章 结核分枝杆菌感染预防与控制

划重点啦~

　　监管场所是人群聚集场所,一旦出现活动性结核病,容易发生结核病的传播流行。加强监管场所的结核分枝杆菌感染预防与控制工作,是预防结核病的发生、控制监管场所结核病疫情的重要措施。

第一节 组 织 管 理

　　在监管场所和监所医疗机构均应有结核分枝杆菌感染预防与控制的相应组织架构和管理措施。

一、监管场所

　　应制定符合相关规定的亲属探视、卫生管理

制度、消毒隔离制度、废弃物处理等制度，并严格落实。

二、监所医疗机构

应在机构内开展结核分枝杆菌感染预防与控制的组织管理工作，要加强组织领导，重视结核感染预防与控制，应有专人负责本机构的结核分枝杆菌感染预防与控制工作；建立健全结核分枝杆菌感染预防与控制的规章制度和工作规范；对机构内各区域开展结核分枝杆菌感染风险评估，在此基础上制定并落实结核分枝杆菌感染控制计划；对机构人员开展结核分枝杆菌感染预防与控制的培训和健康教育；开展定期监控与评价，不断完善和改进结核分枝杆菌感染预防与控制工作。

第二节　不同场所的感染控制措施

结核分枝杆菌感染控制措施包括行政控制措施、环境控制措施和个人防护措施，在不同的场所均应实施相应的结核分枝杆菌感染预防与控制措施。

一、监所医疗机构

监所医疗机构应遵照医院感染的相关规定，做好手卫生、医用废弃物的处理、消毒等工作。

（一）门、急诊

1. 接诊疑似肺结核患者/肺结核患者/肺结核可疑症状者的诊室应相对独立，设单独出入口。

2. 候诊区通风量≥12单位ACH。采用自然通风时，每次通风时间不少于70分钟，如果通风不良，可加装机械通风设备。必要时可安装紫外线消毒灯，以上层空间紫外线照射装置为佳。

3. 诊室布局合理、通风良好。医务人员处在上风向，患者处于下风向；如通风不良，可加装机械通风设备并尽可能配备消毒装置。排风扇应安装在距离患者近的位置，每小时换气15次以上，其中不少于3次外部新风。

4. 接诊的医护人员应佩戴医用防护口罩，就诊者需佩戴医用外科口罩。

（二）留痰室

1. 留痰或诱痰区域应独立并远离其他场所，最好在室外通风良好处。

2. 如设置留痰室或诱痰室，房间面积为 $1\sim2m^2$；通风量≥18单位ACH，安装排气扇；安装紫外线照射装置。

（三）病房

1. 需住院治疗的结核病患者，应安置在隔离病区/病房。

2. 结核病病房应良好通风，且将结核病患者的病床置于病房的下风向。

3. 指导患者注意咳嗽礼仪，并为其配备有消毒液的加盖痰盂。

4. 医务人员应尽量避免在不必要的情况下进入隔离病房。

5. 除非紧急情况，对隔离病房的患者在传染期最好不予手术治疗。

二、就医途中

1. 安排专车运送就诊者赴医院就医。

2. 运送途中，在保证安全的情况下，尽量打开车窗。

3. 就诊者需佩戴医用外科口罩。

4. 干警应佩戴医用防护口罩。

5. 完成运送任务后，应对运送车辆进行消毒。

三、监管场所

1. 日常应有开窗通风制度，并指定舍房内的专人负责。

2. 监管场所内发现活动性肺结核患者后，应采用紫外线照射消毒及化学消毒的方法，对患者的舍房、停留过的场所进行空气消毒，对其使用过的物品进行消毒。

3. 患者应羁押在单独的舍房，最好在单独的建筑物内；舍房应通风良好，且将患者的床位置于房间的下风向处。

4. 患者口鼻分泌物要随时消毒，尽可能每天对地面、痰盂、家具表面等用含氯消毒剂进行消毒。

5. 教育患者需注意咳嗽礼仪，并佩戴外科口罩。

6. 监管场所工作人员进入患者所在的隔离监舍，应佩戴医用防护口罩，做好手消毒。

附录 关于印发遏制结核病行动计划(2019—2022年)的通知

国卫疾控发〔2019〕41号

各省、自治区、直辖市及新疆生产建设兵团卫生健康委、发展改革委、教育厅(教委)、科技厅(委、局)、民政厅(局)、财政厅(局)、扶贫办(局)、医保局:

为进一步遏制结核病流行,推进健康中国建设,根据结核病防治工作需要,国家卫生健康委、国家发展改革委、教育部、科技部、民政部、财政部、国务院扶贫办和国家医保局联合制定了《遏制结核病行动计划(2019—2022年)》。现印发给你们,请认真贯彻落实。

国家卫生健康委　　　　国家发展改革委

教育部　　　　科技部

民政部　　　　财政部

国务院扶贫办　　　　国家医保局

2019年5月31日

遏制结核病行动计划（2019—2022 年）

结核病是严重危害人民群众健康的重大传染病。近年来，各地区、各有关部门认真贯彻党中央、国务院决策部署，坚持以人民健康为中心，坚持预防为主、防治结合、依法防治、科学防治，落实结核病各项防控措施，防治工作取得显著进展。全国结核病疫情持续下降，报告发病率从 2012 年的 70.6/10 万下降到 2018 年的 59.3/10 万，治疗成功率保持在 90% 以上。但是，当前我国结核病流行形势仍然严峻，是全球 30 个结核病高负担国家之一，位居全球第 2 位，每年新报告肺结核患者约 80 万例，位居甲乙类传染病第 2 位，部分地区疫情依然严重，学校聚集性疫情时有发生，耐药问题比较突出，患者医疗负担较重，防治任务十分艰巨。

为贯彻落实《"健康中国 2030" 规划纲要》和《"十三五" 全国结核病防治规划》，积极响应全球结核病防控倡议，全面加强结核病防治工作，进一步完善防治服务体系，强化落实各项防治措施，降低全国结核病疫情，切实维护人民群众健康权益，特制定本行动计划。

一、总体要求

（一）指导思想

以习近平新时代中国特色社会主义思想为指

172

导，全面贯彻党的十九大和十九届二中、三中全会精神，按照统筹推进"五位一体"总体布局和协调推进"四个全面"战略布局要求，落实全国卫生与健康大会的决策部署，坚持以人民健康为中心，坚持预防为主、防治结合、依法防治、科学防治，坚持部门各负其责、全社会协同发力，坚持突出重点、因地制宜、分类指导。将结核病防控工作与脱贫攻坚及深化医药卫生体制改革紧密结合，继续推进结核病防控策略，强化各项防治措施，落实全流程治疗管理，有效遏制结核病流行，为建设健康中国和全面建成小康社会做出积极贡献。

（二）行动目标

到2022年，结核病防治工作取得积极进展。防治服务体系进一步健全，防治服务能力持续提升，重点人群、重点地区防治措施不断加强，规范化诊疗水平稳步提高，公众结核病防治知识水平明显上升，发病和死亡人数进一步减少，全国肺结核发病率降至55/10万以下，死亡率维持在较低水平（3/10万以下）。

1. 发病率高于100/10万的省份，年递降率不低于4.4%；发病率在55/10万至100/10万之间的省份，年递降率不低于2.9%；发病率低于55/10万的省份，年递降率不低于1%。

2. 全民参与防控结核病的良好氛围初步形成，公众结核病防治核心知识知晓率达到85%以上。

3. 筛查力度进一步加大，新诊断技术得到推广应用，肺结核患者病原学阳性比例提高到 50%，成功治疗率达到 90%。

4. 重点人群防控工作不断深入，学生和老年人群结核病筛查比例明显提高，重点地区农村贫困患者得到及时有效救治。

5. 利福平耐药结核病（以下简称耐药结核病）防控工作得到全面加强，全国所有地市开展耐药结核病规范化诊治工作，病原学阳性肺结核患者耐药筛查率达到 90% 以上。

二、主要行动

（一）全民结核病防治健康促进行动

1. 广泛动员全社会参与。各地要利用世界防治结核病日、世界卫生日、全民健康生活方式行动日等宣传日，大力开展结核病防治宣教活动，提高公众对结核病的认知和关注度，营造全社会参与结核病防控的良好氛围。要培养居民树立个人是健康第一责任人的意识，养成不随地吐痰，咳嗽、打喷嚏掩口鼻，出现咳嗽、咳痰两周以上等结核病可疑症状应佩戴口罩、及时就诊等健康生活习惯。

2. 开展形式多样的宣传活动。深入推进百千万志愿者结核病防治知识传播活动，到 2022 年将活动深入到每个地市。鼓励各省份启动结核病防治城市亮灯行动,提高公众对结核病的关注度。充分发挥电视广播、报刊杂志等传统媒体的影响力,利用微信、微博、手机客户端等新媒体的便捷性,及时为群众传播科普知识和答疑解惑。

3. 对不同人群分类指导。各地要将结核病防治知识纳入中小学健康教育内容,教育学生要养成健康生活方式,加强营养和体育锻炼,出现疑似症状要及时就诊并规范治疗,不要隐瞒病情;要深入社区、乡村、厂矿等场所,以居民健康体检、村民大会、健康扶贫等活动为契机,持续开展宣讲活动,指导居民定期开展健康检查;教育患者要坚持全程规范治疗,指导密切接触者注意房间通风和个人防护;提醒流动人口要注意环境卫生和通风,一旦发病要及时就诊治疗,需返乡的应当主动到当地定点医疗机构继续治疗,确保完成全部疗程。要设计供不同人群、不同民族使用的科普宣传材料,采取通俗易懂和群众喜闻乐见的方式,让群众听得懂,听得进。

(二)结核病诊疗服务质量提升行动

1. 最大限度发现患者。各地要强化各级各类医疗机构医务人员对肺结核可疑症状者的认知和识别意识,落实首诊医生负责制。对咳嗽、咳痰两周以上的患者,必须开展结核病筛查,非定点医疗机构应当将肺结核患者和疑似肺结核患者转诊至结核病定点医疗机构。对发现的患者和疑似患者依法进行登记报告，降低漏报、漏登率。各地要加强结核病检测实验室的质量控制工作，着力提升县级定点医疗机构痰菌检查质量。积极推广方便、快捷的结核病检测技术，提高患者诊断准确性，到2022年底，所有定点医疗机构具备痰培养检测能力，鼓励有条件的县（区）开展分子生物学诊断。

2. 强化规范诊治和全程管理。结核病定点医疗机构要按照临床路径、诊疗规范等有关技术指南的要求，对确诊患者进行规范化治疗，建立结核病临床诊疗质控制度，将结核病诊疗和防治核心指标纳入对定点医疗机构绩效考核中。将家庭医生签约服务和国家基本公共卫生服务项目管理相结合，做好肺结核患者健康管理服务，患者全程规范管理率达到90%。

3. 提高诊疗服务可及性。各地要提升市、县医院诊疗服务能力，基本实现普通肺结核患者诊治不出县，耐药肺结核患者不出市。充分利用"互联网+"技术，支持医疗卫生机构、符合条件的第三方机构搭建互联网信息平台，开展远程结核病医疗、健康咨询、健康管理服务，逐步形成"互联网+结核病防治"的医疗服务网络。支持开发基于云平台的结核病患者智能化诊断和管理系统，提高疾病诊断水平和患者治疗依从性。有条件的地区探索建设结核病区域检验中心，提高定点医疗机构的诊疗水平。

（三）重点人群结核病防治强化行动

1. 加强重点人群的主动筛查。各地要进一步深入分析疫情特征，找准重点人群，有针对性地开展精准预防，降低发病风险。扩大对病原学阳性患者的密切接触者、65岁以上老年人、糖尿病患者、艾滋病病毒感染者/艾滋病患者等重点人群的主动筛查覆盖面。各地的结核病定点医疗机构、疾控机构和基层医疗卫生机构要加强配合，对发现的有症状的密切接触者及时进行结核病检查，以县（区）为单位病原学阳性肺结核患者密切接触者筛查率达到95%。按照基本公共卫生服务项目的要求，在65岁以上老年人年度体检和糖尿病患者季度随访中，积极落实结核病症状筛查工作。将胸部X线检查纳入艾滋病病毒感染者/艾滋病患者的随访工作中，提高重点人群中结核病发现水平。开展艾滋病病毒感染者/艾滋病患者、结核病发病高风险儿童预防性治疗试点。

2. 加强学校结核病防治。各地要提高医务工作者、学校、学生和家长对学校结核病防控工作的认识，落实联防联控工作机制、学校晨午检及因病缺课登记追踪制度，加强对学校传染病防控的监督检查。有条件的地区要将结核病检查列为新生入学体检和教职工入职体检的检查项目，提高入学新生结核病检查比例。开展"遏制结核，健康校园"行动，增强学校发现、协助和处置聚集性疫情的能力，严密防范、有效控制学校结核病突发公共卫生事件。学校要改善校园环境卫生及基础设施建设，加强室内通风消毒，预防结核病疫情的发生。

3. 推动流动人口结核病防治工作。加强部门合作，改善厂矿、工地等流动人口密集场所的工作和居住条件，加强环境卫生整治，开展症状筛查。按照属地管理原则，将发现的流动人口患者纳入辖区内归口管理。各地要切实落实流动人口跨区域管理机制，对跨区域转出和转入的患者，做好治疗管理工作有效衔接；要落实基本医保异地就医结算，确保流动人口患者符合规定的治疗应保尽保。

（四）重点地区结核病扶贫攻坚行动

1. 加大结核病患者的发现和管理力度。落实乡村振兴战略，打好脱贫攻坚战，减少和防止群众因病返贫。在高疫情的贫困地区，结合全民健康体检工作，开展结核病主动筛查，将检测结果录入个人健康档案，实施基层统一管理。在疫情严重的乡镇，探索建立由"乡镇负责同志、卫生专业人员和帮扶责任人"组成团队，对贫困病人开展救治救助、管理帮扶的工作模式，提高救治管理质量；开展结核病普查，对发现的结核病患者，尽快转诊至就近的定点医疗机构。改善贫困患者的营养和健康状况，提高患者服药依从性和治疗成功率。推进结核病患者"集中服药＋营养早餐"等工作，开展贫困老年患者"发放营养包"等工作试点。

2. 大力推进结核病专项救治。落实健康扶贫"三个一批"救助措施，按照"大病集中救治一批、慢病签约服务管理一批、重病兜底保障一批"的原则，将符合条件的贫困耐药结核病纳入贫困人口大病专项救治工作，对发现的患者做到及时治疗、规范管理。各地应当将贫困结核病患者优先纳入家庭医生签约服务，提供规范化的治疗随访管理，督促患者按时服药，定期复查，最大限度地确保贫困患者能够治得起、治得好。

3. 重点提升基层防治能力。要探索在贫困地区建设区域性结核病诊疗中心，全面推动以县级医院为龙头、乡镇卫生院为枢纽、村卫生室为基础的县乡村一体化建设，夯实基层医疗卫生机构结核病防治基础。积极推动三级医院对口帮扶贫困县县医院及"组团式"援疆援藏工作，通过帮扶工作有效提升县级医院医疗服务水平。在"三区三州"各选择1个地市，实施"2—4"培训提升计划，在4年时间内，为该地区的县级和地市级定点医疗机构分别培训2名、4名结核病防治专业人员。各地要发挥行业协会、学会作用，动员中青年医务人员志愿者到贫困地区短期工作，促进当地诊疗水平的提高。

（五）遏制耐药结核病防治行动

1. 扩大耐药结核病筛查范围。对病原学阳性患者进行耐药筛查，最大限度发现耐药结核病患者。各地要提高耐药结核病实验室诊断能力，缩短诊断时间，到2022年，所有地市级以上定点医疗机构应当具备开展药敏试验、菌种鉴定和结核病分子生物学诊断的能力。对发现的耐药患者，定点医疗机构要按照相关技术规范进行治疗和管理。各地要深入开展耐药监测工作，掌握辖区耐药结核病流行变化规律，适时发布耐药监测数据。

2. 推进耐药结核病规范诊治工作。各地要扩大耐药结核病诊治工作的覆盖面，到2022年，100%的地市开展耐药结核病规范诊治工作。各地要建立耐药结核病诊疗专家团队，加强会诊，提高诊治质量。有条件的地区逐步探索对处于传染期的耐药患者进行住院隔离治疗。患者出院后纳入门诊登记管理，并将相关信息推送至基层医疗卫生机构。疾控机构要加强对耐药患者登记管理、诊疗随访和督导服药等工作的监管和指导。

3. 不断完善保障政策。做好基本医疗保险与公共卫生的衔接，积极探索按病种付费等支付方式改革，推行规范化诊疗，加强临床路径管理，降低群众疾病负担。结核病患者按规定参加基本医疗保险并享受相关待遇。各地可根据医保基金承受能力，因地制宜探索按规定纳入基本医疗保险门诊特殊病种支付范围。动态调整国家基本药物目录和基本医保目录，适时将符合条件的抗结核新药纳入目录。探索加强耐药结核病患者流动管理的政策措施和工作模式。引导抗结核药品生产厂家提升药品质量，完善药品集中采购模式，充分发挥短缺药品供应保障会商联动机制作用，保证药品供应。

（六）结核病科学研究和防治能力提升行动

1. 加大科学研究和科技创新力度。在相关国家科技计划（专项、基金等）中设立结核病诊防治项目，加大经费投入，强化基础研究，针对结核病防治中的科技薄弱环节加强攻关。探索拥有自主知识产权的结核病新型诊断技术，支持新型疫苗自主研发，提高疫苗对人群的保护效率。鼓励国产抗结核药创新，提高抗结核药品疗效，优化和评估新型短程化疗方案，缩短诊断和治疗时间。充分发挥中医药作用，组织开展中医药防治结核病研究，探索结核病中西医结合的治疗方案。加快推进现有国家科技重大专项实施，积极利用传染病综合防治示范区，开展优化并验证集诊断、治疗和预防于一体的综合干预措施的试点，总结凝练形成可复制、可推广的防控新模式和新策略，为进一步降低结核病发病率和死亡率提供科技支撑。

2. 加快结核病防治信息化建设。各地要整合结核病防治信息，制订数据交换标准，构建信息实时获取和数据规范安全交换通道。有条件的省份选择1—2个县（区），依托全民健康信息保障工程，探索建立区域信息化平台，优化定点医疗机构医院信息系统、结核病管理信息系统和基本公共卫生服务管理信息系统，逐步实现医疗机构、疾控机构和基层医疗卫生机构间信息的互联互通。

3. 健全结核病防治服务网络。完善各级各类结核病防治机构分工协作的工作机制，疾控机构牵头负责管理辖区内结核病防治工作，对开展结核病防控工作的医院、基层医疗卫生机构进行指导、管理和考核，提高疾控机构、医院、基层医疗卫生机构"防、治、管"三位一体的综合服务能力。县级及以上疾控机构应当指定专门科（室）或专人负责结核病防治工作。加快推动结核病防治机构标准化建设，促进防治服务能力有效提升。制定《结核病定点医疗机构标准化建设规范》，明确地（市）级和有条件的县（区）级应当设置独立的结核病诊疗科室、适当增加专（兼）职防治人员，作为确定定点医疗机构的原则性要求。各地要加强基层防治机构基础设施建设，配备相应的诊疗和检测设备。

三、保障措施

（一）组织保障。

加强组织领导，推动地方落实政府主体责任，将结核病防治工作作为重要民生建设内容，纳入当地经济社会发展规划和政府目标管理考核内容。要根据本行动计划要求，制订符合本地实际的实施办法和工作方案，将行动目标和任务层层分解到具体部门，落实相关机构设置和人员配备，督促落实各项行动措施。国家卫生健康委将与发病率高于55/10万的省签订目标责任书，各地逐级签订责任书，层层压实责任，督促各项防控措施落实。

（二）部门责任。

国家卫生健康委要充分发挥国务院防治重大疾病工作部际联席会议办公室的统筹协调作用，会同有关部门共同组织实施结核病防治工作并开展监督评估。国家发展改革委负责加强结核病防治相关机构基础设施建设，改善结核病防治设施条件。教育部负责加强学校卫生与健康教育工作，指导地方和学校落实学校结核病防控各项措施，严防结核病疫情在校园内蔓延。科技部负责加强结核病疫苗、诊断试剂、治疗药物和方案等结核病科研任务的统筹布局，加强对结核病防治工作的科技支撑。民政部负责指导地方落实社会救助政策，对符合条件的贫困结核病患者按规定给予基本生活救助。财政部根据结核病防治需要、经济发展水平和财力状况，合理安排补助资金并加强资金监管，保障防治工作开展。国务院扶贫办负责加大对贫困人口结核病患者的扶贫开发支持力度，做到精准帮扶。国家医保局负责完善医保政策，推行支付方式改革，确保包括结核病患者在内的各类人群合法权益。

（三）经费保障。

中央财政加大投入力度，支持结核病防治工作，并加强资金分配与防治任务完成情况的挂钩机制。各地要充分发挥主体作用，将结核病防治工作经费纳入本级财政年度预算，合理使用公共卫生服务经费，调动基层医疗卫生机构、疾控机构和结核病定点医疗机构的积极性，确保工作有效落实。对符合条件的困难患者，按规定纳入社会救助范围，切实减轻患者医疗费用和基本生活负担。支持社会组织参与结核病防治工作，开展捐资捐物、关怀救助等活动。

（四）工作保障。

提升国家级结核病防治机构的防控能力，加强对各地工作的指导力度。各省份要整合资源，提高各级结核病防治机构能力，明确定点医疗机构并对社会公布，建立健全结核病防治工作考核激励机制。加强队伍建设，完善多层次的防治人才培养体系,多途径解决防治力量不足的问题。各地应当根据防治工作任务需求,落实卫生防疫津贴政策,对工作期间患结核病的防治人员给予治疗并依法给予相应的工伤或抚恤待遇。

四、检查与评估

地方各级卫生健康行政部门要会同有关部门制订检查方案,开展定期和不定期检查,对工作内容和实施效果进行综合评估,并予以通报。国家卫生健康委将会同有关部门制订考核评估办法,抽查各地工作落实情况和实施效果,开展终期评估。

参 考 文 献

[1] WORLD HEALTH ORGANIZATION. Global Tuberculosis Report 2020[R/OL]. Geneva：World Health Organization，2020. https：//www.who.int/publications/i/item/global-tuberculosis-report-2020.

[2] 中华人民共和国国家卫生健康委员会. 中华人民共和国传染病防治法 [Z/OL].（2013-06-29）[2020-12-7]. http：//www.gov.cn/gongbao/content/2004/content_62975.htm.

[3] 国务院办公厅. 全国结核病防治规划（2011—2015 年）[EB/OL].（2011-12-06）[2020-12-07]. http：//www.gov.cn/zhengce/content/2011-12/06/content_6143.htm？trs=1.

[4] 中华人民共和国卫生部. 结核病防治管理办法 [EB/OL].（2013-02-20）[2020-12-07]. http：//www.nhc.gov.cn/fzs/s3576/201303/1deb8d5e2aeb43ca93c3ca2d351ba889. shtml.

[5] 国务院办公厅.《"十三五"全国结核病防治规划》[EB/OL].（2017-2-16）[2020-12-07]. http：//www.gov.cn/home/2017-02/16/content_5168539.htm.

[6] 中华人民共和国国家卫生健康委员会，中华人民共和国国家发展和改革委员会，中华人民共和国国家教育部，等. 关于印发遏制结核病行动计划（2019—2022 年）的通知 [EB/OL].（2019-05-31）[2020-12-20]. http：//www.

gov.cn/gongbao/content/2019/content_5437149.htm.

[7] 中华人民共和国国家卫生和计划生育委员会.肺结核诊断：WS 288—2017[S/OL].http：//www.nhc.gov.cn/wjw/s9491/201712/a452586fd21d4018b0ebc00b89c06254.shtml.

[8] 中华人民共和国国家卫生健康委员会.中国结核病预防控制工作技术规范（2020年版）[EB/OL].（2020-04-14）[2020-12-07]. https：//www.sohu.com/a/387919909_771405.

中英文名词对照

结核病	tuberculosis，TB
结核分枝杆菌	mycobacterium tuberculosis，MTB
结核分枝杆菌潜伏 感染	latent tuberculosis infection，LTBI
国家结核病防治规划	national tuberculosis programme， NTP
现代结核病控制策略	directly observed treatment Short- course，DOTS
遏制结核病策略	stop TB strategy
终止结核病策略	end TB strategy
世界卫生组织	World Health Organization，WHO
高负担国家	high burden country
发病率	incidence
患病率	prevalence
死亡率	mortality
耐多药结核病	multi-drug resistance tuberculosis， MDR-TB
耐利福平结核病	rifampicin-resistant tuberculosis， RR-TB

结核分枝杆菌/人类免疫缺陷病毒双重感染	mycobacterium tuberculosis and human immune deficiency virus co-infection, TB/HIV co-infection
结核病筛查	tuberculosis screening
结核菌素皮肤试验	tuberculin skin test, TST
γ-干扰素释放试验	interferon gamma release assay, IGRA
新型结核菌素皮肤试验	creation tuberculin Skin Test, C-Test
分子生物学检查	molecular biological examination
交叉引物核酸恒温扩增技术	cross priming amplification, CPA
肺结核可疑症状	suspicious symptoms of tuberculosis
疑似肺结核患者	suspected pulmonary tuberculosis
患者发现	case finding
健康体检	physical examination
密切接触者	close contact
预防性治疗	preventative treatment, PT
不良反应	adverse reaction, ADR
感染预防与控制	infection prevention and control, IPC
结核病监测	tuberculosis surveillance
疫情报告	epidemic report
肺结核治疗管理	treatment management of pulmonary tuberculosis
固定剂量复合制剂	fixed dose combination, FDC
健康教育	health education